基于证据的加速康复外科护理实践指导

张玉侠　主编

中国出版集团有限公司

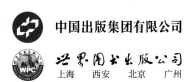

世界图书出版公司

上海　西安　北京　广州

图书在版编目(CIP)数据

基于证据的加速康复外科护理实践指导 / 张玉侠主编 . —上海：上海世界图书出版公司 , 2023.7
ISBN 978-7-5232-0335-4

Ⅰ . ①基… Ⅱ . ①张… Ⅲ . ①外科手术 - 康复②外科手术 - 护理学 Ⅳ . ①R609②R473.6

中国国家版本馆CIP数据核字 (2023)第 063066 号

书　　名	基于证据的加速康复外科护理实践指导
	Jiyu Zhengju de Jiasu Kangfu Waike Huli Shijian Zhidao
主　　编	张玉侠
责任编辑	芮晴舟
装帧设计	南京展望文化发展有限公司
出版发行	上海世界图书出版公司
地　　址	上海市广中路 88 号 9–10 楼
邮　　编	200083
网　　址	http://www.wpcsh.com
经　　销	新华书店
印　　刷	苏州彩易达包装制品有限公司
开　　本	787 mm × 1092 mm　1/16
印　　张	16.75
字　　数	280 千字
版　　次	2023 年 7 月第 1 版　2023 年 7 月第 1 次印刷
书　　号	ISBN 978–7–5232–0335–4/R · 672
定　　价	120.00 元

编委会

主　编

张玉侠（复旦大学附属中山医院）

副主编

张　琦（复旦大学附属中山医院）

编　者

（按姓氏笔画排列）

王　静（上海交通大学医学院附属新华医院）

方　芳（上海市第一人民医院）

石裕琦（复旦大学附属中山医院）

卢惠娟（复旦大学护理学院）

朱晓萍（上海市第十人民医院）

刘晓芯（上海市胸科医院）

杨凌丽（复旦大学附属中山医院）

李文娟（上海中医药大学附属龙华医院）

肖文洁（复旦大学附属中山医院）

吴　茜（上海市第十人民医院）

汪思园（上海交通大学医学院附属上海儿童医学中心）

张华春（上海中医药大学附属龙华医院）

陈　潇（复旦大学附属中山医院）

胡　燕（复旦大学附属中山医院）

俞静娴（复旦大学附属中山医院）

徐维虹（上海交通大学医学院附属上海儿童医学中心）

普　鹰（上海市第一人民医院）

虞正红（复旦大学附属中山医院）

蔡　盈（上海交通大学医学院附属新华医院）

序

随着当代外科理念和技术的不断发展，加速康复外科的理念和临床实践在我国迅速普及。该理念的实施是以循证医学为基础，通过多学科合作，优化围术期管理的临床路径以促进患者康复。护理作为加速康复外科理念实施的重要组成部分，贯穿患者住院全程，其作用举足轻重。因此，推动护理在加速康复外科领域的发展，深入挖掘其科学内涵并不断完善实践路径，具有重要的现实意义。

《基于证据的加速康复外科护理实践指导》是一本将循证证据与临床实践紧密结合的实践指导用书，为临床护理人员提供了一系列基于科学研究的高证据等级的指导策略，并以此为基础探索临床实践的方法和流程，具有较好的科学性、实用性和可行性，可以帮助医护人员更加科学地实施康复方案，从而提高患者的康复进程和治疗效果。

本书共分为三个部分，分别介绍了加速康复外科理念的起源、引入与实施。第一部分重点阐述了加速康复外科理念的起源与国际加速康复外科专业组织、重要专家共识以及加速康复外科研究热点和未来发展趋势。第二部分介绍了我国加速康复外科理念引入后的实践情况，以及国家层面与专业学会的推进策略。第三部分重点详述了上海地区部分综合医院和专科医院基于证据的加速康复外科护理实践，以案例的形式呈现以证据为指引的临床变革全过程。案例主题覆盖广泛，包括术前禁食禁饮管理、静脉血栓栓塞症管理、营养管理、肺部并发症预防管理、系统性口腔卫生管理、术中低体温管理、疼痛管理、术后恶心呕吐预防管理以及术后早期活动管理等。每个主题都详细介绍了相关护理实践的流程和方法，并提供了丰富的案例内容和变革策略。此外，本书还附有相关主题的患者健康教育材料，以帮助医护人员更好地开展患者康复指导。

总之，《基于证据的加速康复外科护理实践指导》是一本系统、全面、实用的专业书籍，适合外科医护人员和相关专业人士阅读。它不仅可以帮助读者深入了解加速康复的基础理论和实践技能，还可以为他们提供实现加速康复的具体方法和操作指南。本书的出版对于推动加速康复外科护理有着较好的实践意义和参考价值。

最后，作为一名在手术台上工作了三十余载的外科医生，我要衷心地向本书的所有作者表达敬意，是他们的专业技术和温馨照护使每一位外科患者得以快速康复，更使"医护一体化"的发展理念能在临床落地生根。感谢她们在繁忙的工作之余能检索文献、评价证据、总结经验，为医护人员提供如此实用的指导手册。相信本书会成为一本非常有价值的参考书，为促进外科护理的蓬勃发展起到良好的推动作用。

复旦大学附属中山医院副院长

教授、普外科主任

2023 年 4 月于上海

前　言

　　加速康复外科（enhanced recovery after surgery, ERAS），也称为快通道外科（fast track surgery, FTS），后为强调该理念更为重视术后恢复的质量而非速度，于2001年正式命名为加速康复外科。丹麦哥本哈根大学亨里克·凯尔特（Henrik Kehlet）教授于1997年首次提出多模式综合干预理念，旨在围术期采用一系列经循证医学证据证实有效的优化处理措施，以减轻患者的心理和生理创伤应激反应，从而减少并发症，缩短住院时间，降低再入院风险及死亡风险，同时降低医疗费用。ERAS是以患者为中心，以循证为基础，由跨学科团队构建最佳最优专业外科路径以减少患者手术相关应激反应、优化其生理功能来促进康复。

　　ERAS理念最初应用于心脏手术后的患者，用于促进患者清醒和及早拔出气管插管，以期达到快速康复。随后，应用到各类手术，目前，在妇科手术、肝脏手术、食管手术、肺部手术、关节置换手术等多方面都得到了广泛的应用。

　　ERAS的实践措施主要体现在手术、麻醉和围术期护理三个方面，主要涉及住院前、手术前、手术中与手术后四个关键时间节点。在手术方面强调减少手术应激反应，术前预防性使用抗生素，鼓励使用微创技术（例如，腹腔镜、机器人手术系统），术后充分止痛，预防肠麻痹并对术后恶心呕吐开展积极治疗，尽早拔除鼻胃管、引流管、导尿管等。麻醉方面强调优化麻醉方法，不推荐常规术前麻醉用药（例如，镇静剂、抗胆碱药物），避免术中低体温，限制围术期的液体输入等。在护理方面主要强调围术期的护理，包括术前教育、术前禁食禁饮和肠道准备、术后早期活动和经口进食、做好围术期心理护理、做好出院计划等。

加速康复外科理念于2006年由黎介寿院士引入我国以来，经历了单中心的初步探索到全国多地的推广与规范应用，医务人员逐步认识到该理念的先进性与科学性，开始通过组建专业学术团体推进从理念到实践的变革。目前，该理念已逐渐从专业学术交流转变为国家层面的推进行动，于2016年成立了国家卫计委（现改为卫健委）医管中心加速康复外科专家委员会，从国家层面推动理念的实践与推广，并开展加速康复外科示范病房评审项目，推动全国医疗机构开展加速康复外科的规范化和普及化。同时，对加速康复外科理念关注的重心逐步转向加速康复外科相关策略在临床场景的规范和优化，推进从理念到临床的落地。

加速康复外科理念强调多学科、多部门的合作与多模式的干预，护理作为其中的重要组成部分，贯穿患者入院、术前、术中、术后、出院前、出院后等全部环节。因此，加速康复外科理念在临床的实施与护理密切相关。

本书将从护理角度出发，以护士为主导，以项目为落脚点，运用证据检索、证据整合、证据转化、证据实施及质量改进等方法，在不同类别、不同专科医院开展加速康复外科实施案例，总结在不同实施环境中的经验和范式，为同类别医院开展ERAS实践提供实证参考。

张小侠

复旦大学附属中山医院护理部主任、教授

2023年4月

目　录

加速康复外科理念的起源与发展

一、加速康复外科理念的起源

1990年，美国洛杉矶好撒玛利亚（Good Samaritan）医院的伯纳德·G. 克罗恩（Bernard G. Krohn）教授团队发表了一篇题为"心脏手术后的快速持续康复（Rapid sustained recovery after cardiac operations）"的文章。该文章关注了早期成功的心脏手术后长期住院的最常见原因是非心脏疾病因素，如果在后续的治疗和预防中迅速纠正了这些非心脏疾病因素，研究者观察到在接下来的2年中，术后住院时间最短的患者再住院次数最少，并指出预防或快速纠正非心脏疾病因素可使心脏手术后迅速恢复（rapid recovery）并维持康复后的状态。

1994年，美国马萨诸塞州贝斯泰（Baystate）医疗中心理查德·M. 恩格尔曼（Richard M. Engelman）等在克罗恩研究的基础上提出"fast-track recovery"的概念，并在冠状动脉旁路患者中应用。"快速通道方案"包括以下原则：① 术前教育；② 早期拔管；③ 术前用甲泼尼龙琥珀酸钠，术后用地塞米松治疗24小时；④ 预防性洋地黄疗法、盐酸甲氧氯普胺、多库酯钠、盐酸雷尼替丁；⑤ 加速康复（accelerated rehabilitation）；⑥ 早期出院；⑦ 由一个专门的快速通道协调员进行每日电话联系和术后1周检查；⑧ 术后1个月常规PA或MD检查。该研究将患者分为快通道组与非快通道组各280人，评估这种方法对患者结局的影响，与非快通道组相比，快通道组平均拔管时间下降、ICU住院时间下降、术后住院时间下降，且发病率或死亡率均没有增加，30天再入院时间无显著差异。本研究表明快速通道的方法是有效的，并将此方案作为所有接受体外循环的常规方法。

1997年，丹麦哥本哈根大学亨里克·凯尔特（Henrik Kehlet）教授提出"多模式康复干预"（multimodal recovery intervention），指出虽然没有单一的技术或药物方案可以消除术后并发症，但多模式干预可能会大大减少手术损伤的不良后遗症，并改善术后康复和减少术后并发症。2001年凯尔特和威尔莫尔（Wilemore）综述了1980年到2000年以快通道手术（fast track surgery）、加速照护项目（accelerated care programs）为关键术语的文献，提出要了解围术期的病理生理学并促进护理方案的实施，以减少手术的刺激，可以加速康复，降低住院时间，提高出院满意度和安全性。并指出在"快速通道"外科项目的背景下，多模式干预并努力实现"无疼痛和无风险"是医疗专业人员在围术期研究面临的主要挑战。

2003年，英国爱丁堡大学的肯·费伦（Ken Fearon）教授发表《手术患者营养管理》，首次呈现"enhanced recovery after surgery"一词，至此之后ERAS作为固定术语被大量使用和引用。

二、首家加速康复外科专业组织的成立

2001年，肯·费伦教授和瑞典卡罗琳斯卡医学院的奥勒·永奎斯特（Olle Ljungqvist）教授在亨里克·凯尔特教授提出的多模式外科照护概念的基础上进一步发展，推动并成立了ERAS研究组（ERAS Study Group）。

ERAS研究组在肯·费伦教授和奥勒·永奎斯特教授的召集下，联合挪威特隆姆瑟大学的阿瑟·雷夫哈格（Arthur Revhaug）教授、荷兰马斯特里赫特大学的冯·梅扬菲尔德（Martin Von Meyenfeldt）教授和康尼乌斯·德容（Cornlius Dejong）教授共同成立。但研究组成员很快发现，不同的科室使用多种传统的医疗模式，实际做法与已知的最佳实践方法之间存在很大的差异，这就促使了该小组研究从传统医疗模式到最佳实践的转变过程。2010年ERAS研究组逐渐发展为国际加速康复外科协会（ERAS Society），并在瑞典斯德哥尔摩正式注册为非营利性医学协会，并开放公共网络平台（https://erassociety.org/），提供专业信息获取途径。该协会希望通过研究、教育、评估和实施循证实践，发展和改善围术期护理，提高康复水平。

ERAS协会通过与医院组织和协会合作举办会议和宣讲，共同推动ERAS理念在不同地区的扩展与深入，并朝着建立国家层面ERAS协会的方向发展。合作协会有菲律宾结直肠协会、英国结直肠手术/麻醉围术期护理组织、亚洲肠外和肠内营养学会、国际肝胰胆管协会、哥伦比亚外科与创伤学会、南非内镜外科医生协会等。

随着加速康复外科越来越受到各国关注，欧洲于2010年在瑞典成立欧洲ERAS学会，并于2012年在法国召开欧洲第一届ERAS学术会议，美国于2015

年5月在华盛顿召开美国第一届ERAS学术会议。

三、加速康复外科专家共识的发布

2005年，由肯·费伦教授牵头加速康复外科研究小组，针对结直肠手术患者制定并发布了加速康复外科循证共识。共识中指出结肠手术患者的临床护理因医院和国家而异。此外，腹部大手术后的恢复率和住院时间也有很大差异。有必要就围术期照护的关键要素达成共识，将其纳入强化康复计划，以便在未来的临床试验中广泛采用和进一步完善，并指出越来越多的证据表明，综合多模式的围术期护理方法可以全面促进康复。然而，对主要发病率和死亡率的影响仍有待确定。

随后，各专业学组根据疾病、手术类型及关键要素发布专项指南，旨在为不同人群提供最佳实践证据。其中ERAS协会在各专科指南的发布中占了主要地位，已发布的指南涵盖结直肠、麻醉、减重、乳房、心脏、头颈部、肝脏和胰腺、新生儿科和儿科、妇产科、骨科、胸外科、泌尿科共12个领域；即将发布的指南涉及细胞减灭术、急诊手术、护理及联合健康专业小组、上消化道、血管手术等。

结直肠领域是发布指南最早也是最多的领域，2005年发布结直肠手术患者加速康复外科临床照护循证共识，2009年发布结直肠手术围术期最佳照护共识综述，2013年发布择期结肠手术围术期照护指南、择期直肠/盆腔手术围术期照护指南，2018年发布择期结直肠手术围术期照护指南。目前，加速康复外科适用于大多数的外科患者，而结直肠手术患者是加速康复外科研究的重要人群，结直肠手术也是应用加速康复外科最广泛、成熟的术式，通过实施加速康复外科，结直肠手术患者能够有效缩短住院时间、减少并发症发生率，且不会增加再次入院率。

其他领域包含：2013年发布膀胱癌根治性膀胱切除术后围术期护理指南；2015年发布胃肠手术ERAS麻醉实践的共识；2016年发布减重手术围术期照护共识，并于2021年更新；2017年发布乳房重建术中最佳围术期照护的共识；2019年发布心脏手术围术期照护共识；2017年发布头颈部肿瘤大手术伴游离皮瓣重建的最佳围术期照护的共识；2012年发布胰十二指肠切除术围术期照护指南，并于2019年再次制定；2016年发布肝脏手术围术期照护指南；

2020年发布新生儿肠道手术围术期照护的共识指南；2016年发布妇科/肿瘤手术的术前、术中、术后照护指南；2018年发布剖宫产产前、术前、术中及术后照护指南；于2019年更新妇科/肿瘤围术期照护指南；2019年发布食管切除术围术期照护指南，并联合欧洲胸外科医师协会（European Society of Thoracic Surgeons, ESTS）发布肺手术后指南；2020年发布外阴和阴道手术指南；2020年发布全髋关节置换术和全膝关节置换术围术期照护共识声明；2021年发布腰椎融合术围术期照护共识声明。

除此之外，一些学术机构也在国际期刊杂志上公开发表重要的指南或共识：2019年加拿大阿尔伯塔大学外科学系杰瑞（Jerry）等人发布减重手术加速康复外科加拿大共识；2019年意大利科学与技术协会（Associazione Chirurghi Ospedalieri Italiani, ACOI）和围术期意大利协会（PeriOperative Italian Society, POIS）发布结直肠手术加速康复路径；2021年西班牙麻醉复苏疼痛治疗学会（SEDAR）、西班牙心血管和血管内外科学会（SECE）和西班牙输液师协会（AEP）共同发布心脏手术加速康复临床路径共识文件；2021年西班牙学者 M. Julia Ocón Bretón 团队发布腹部手术加速康复外科营养和代谢治疗的多学科共识。

四、加速康复外科研究热点与发展

在过去的几年时间里，加速康复外科理念在世界各国得到认可并广泛开展。不同国家经济发展水平不同，加速康复外科理念的应用与推广情况亦不相同。多数研究由欧美国家占据主导地位。美国作为经济、医疗高度发达的国家，其发文量、影响力均位于世界领先水平。

对于加速康复外科领域，目前已经开展了大量高质量的临床研究，其主要方法为随机对照试验和Meta分析，这对于进一步的循证实践及指南的制订十分重要。结局指标更多关注围术期护理、术后并发症、住院时间、最终结果和管理。加速康复外科作为一种理念，能够较好地在不同专科疾病手术中的推广，近年来胸外科手术成为新的研究热点。而且针对不同基础疾病和不同手术方式，加速康复外科理念的实践也不尽相同，需要根据不同疾病与手术方式进行专科化、个性化的调整，这些内容都需要高级别证据支持，在具体实施中也受到临床场景、文化背景、实践者认知等不同因素的影响，仍需开展更多高质量的临床研究助力加速康复理念的实践。

参·考·文·献

[1] KROHN B G, KAY J H, MENDEZ M A, et al. Rapid sustained recovery after cardiac operations [J]. J Thorac Cardiovasc Surg, 1990, 100(2): 194−197.

[2] ENGELMAN R M, ROUSOU J A, FLACK J E, 3RD, et al. Fast−track recovery of the coronary bypass patient [J]. Ann Thorac Surg, 1994, 58(6): 1742−1746.

[3] KEHLET H. Multimodal approach to control postoperative pathophysiology and rehabilitation [J]. Br J Anaesth, 1997, 78(5): 606−617.

[4] WILMORE D W. Therapy which enhances surgical recovery: the potential for multimodality, fast−track surgery in the 21st century [J]. Nihon Geka Gakkai Zasshi, 2000, 101(3): 281−283.

[5] KEHLET H, WILMORE D W. Multimodal strategies to improve surgical outcome [J]. Am J Surg, 2002, 183(6): 630−641.

[6] FEARON K C, LUFF R. The nutritional management of surgical patients: enhanced recovery after surgery [J]. Proc Nutr Soc, 2003, 62(4): 807−811.

[7] 李春雨，韩超，李荦芸，等. 加速康复外科（ERAS）理念的由来及发展［J］. 中华医史杂志，2017，47（02）：124−127.

[8] FEARON K C, LJUNGQVIST O, VON MEYENFELDT M, et al. Enhanced recovery after surgery: a consensus review of clinical care for patients undergoing colonic resection [J]. Clin Nutr, 2005, 24(3): 466−477.

[9] LASSEN K, SOOP M, NYGREN J, et al. Consensus review of optimal perioperative care in colorectal surgery: Enhanced Recovery After Surgery (ERAS) Group recommendations [J]. Arch Surg, 2009, 144(10): 961−969.

[10] MORTENSEN K, NILSSON M, SLIM K, et al. Consensus guidelines for enhanced recovery after gastrectomy: Enhanced Recovery After Surgery (ERAS®) Society recommendations [J]. Br J Surg, 2014, 101(10): 1209−1229.

[11] FELDHEISER A, AZIZ O, BALDINI G, et al. Enhanced Recovery After Surgery (ERAS) for gastrointestinal surgery, part 2: consensus statement for anaesthesia practice [J]. Acta Anaesthesiol Scand, 2016, 60(3): 289−334.

[12] DORT J C, FARWELL D G, FINDLAY M, et al. Optimal Perioperative Care in Major Head and Neck Cancer Surgery With Free Flap Reconstruction: A Consensus Review and Recommendations From the Enhanced Recovery After Surgery Society [J]. JAMA Otolaryngol Head Neck Surg, 2017, 143(3): 292−303.

[13] TEMPLE-OBERLE C, SHEA-BUDGELL M A, TAN M, et al. Consensus Review of Optimal Perioperative Care in Breast Reconstruction: Enhanced Recovery after Surgery (ERAS) Society Recommendations [J]. Plast Reconstr Surg, 2017, 139(5): 1056e−1071e.

[14] LIN S J. Discussion: Consensus Review of Optimal Perioperative Care in Breast

Reconstruction: Enhanced Recovery after Surgery (ERAS) Society Recommendations [J]. Plast Reconstr Surg, 2017, 139(5): 1072e−1073e.

[15] JIA W, LIU W, QIAO X. Chinese Expert Consensus on Enhanced Recovery After Hepatectomy (Version 2017) [J]. Asian J Surg, 2019, 42(1): 11−18.

[16] FRANCIS N K, WALKER T, CARTER F, et al. Consensus on Training and Implementation of Enhanced Recovery After Surgery: A Delphi Study [J]. World J Surg, 2018, 42(7): 1919−1928.

[17] DANG J T, SZETO V G, ELNAHAS A, et al. Canadian consensus statement: enhanced recovery after surgery in bariatric surgery [J]. Surg Endosc, 2020, 34(3): 1366−1375.

[18] WAINWRIGHT T W, GILL M, MCDONALD D A, et al. Consensus statement for perioperative care in total hip replacement and total knee replacement surgery: Enhanced Recovery After Surgery (ERAS(®)) Society recommendations [J]. Acta Orthop, 2020, 91(1): 3−19.

[19] FICARI F, BORGHI F, CATARCI M, et al. Enhanced recovery pathways in colorectal surgery: a consensus paper by the Associazione Chirurghi Ospedalieri Italiani (ACOI) and the PeriOperative Italian Society (POIS) [J]. G Chir, 2019, 40(4Supp.): 1−40.

[20] BRINDLE M E, MCDIARMID C, SHORT K, et al. Consensus Guidelines for Perioperative Care in Neonatal Intestinal Surgery: Enhanced Recovery After Surgery (ERAS(®)) Society Recommendations [J]. World J Surg, 2020, 44(8): 2482−2492.

[21] PAJARES M A, MARGARIT J A, GARCÍA-CAMACHO C, et al. Guidelines for enhanced recovery after cardiac surgery. Consensus document of Spanish Societies of Anesthesia (SEDAR), Cardiovascular Surgery (SECCE) and Perfusionists (AEP) [J]. Rev Esp Anestesiol Reanim (Engl Ed), 2021, 68(4): 183−231.

[22] OCÓN BRETÓN M J, TAPIA GUERRERO M J, RAMÍREZ RODRIGUEZ J M, et al. Multidisciplinary consensus on nutritional and metabolic therapy in enhanced recovery after abdominal surgery programs: NutRICA Project [J]. Endocrinol Diabetes Nutr (Engl Ed), 2021.

[23] DEBONO B, WAINWRIGHT T W, WANG M Y, et al. Consensus statement for perioperative care in lumbar spinal fusion: Enhanced Recovery After Surgery (ERAS®) Society recommendations [J]. Spine J, 2021, 21(5): 729−752.

（张玉侠）

我国加速康复外科理念的引入

第二章

一、加速康复外科概念引入国内

在国内，加速康复外科概念于2006年由南京军区南京总医院的黎介寿院士团队引入，并详细介绍了概念的内涵，即：① 关注术前患者教育；② 更好的麻醉、止痛及外科技术以减少手术应激反应、疼痛及不适反应；③ 强化术后康复治疗，包括早期下床活动及早期肠内营养，并指出良好而完善的组织实施是保证其成功的重要前提。加速康复外科是一个多学科协作的过程，不仅包括外科医生、麻醉师、康复治疗师、护士，也包括患者及家属的积极参与，以及一些重要围术期治疗方法的综合与良好整合。加速康复外科主要是为了控制围术期的病理生理学反应，目的是促进患者康复，而不是仅仅是为了早期出院。它的意义在于提供更好、更有效、基于循证的医疗护理服务，通过减少患者并发症，改善预后，来体现外科手术治疗的效果，同时减轻了患者的医疗负担。

2007年，复旦大学附属中山医院许剑民教授发表《促进术后恢复综合方案在结直肠癌根治术中的应用》，是国内首篇报道应用ERAS方案的干预性研究，旨在评价促进术后恢复综合方案（ERAS）在结直肠癌根治性手术中的作用。研究纳入了2006年9月—2007年2月的结直肠手术患者74例，随机分为ERAS组和对照组，结果显示ERAS组术后排气和排便时间、恢复进食时间、每天离床时间和活动时间、住院天数和并发症发生率等明显优于对照组，差异有统计学意义，且住院费用明显低于对照组。

从2006年首次报道加速康复外科以来，至2021年加速康复外科受到广泛关注，公开发表期刊论文、学问论文、会议论文等近6 000篇，发文量也呈逐年上涨趋势。

二、国内加速康复外科共识发布

2015年、2016年、2018年是加速康复外科理念在我国迅速发展的重要时点，三部重要共识的发布推动了加速康复外科理念在我国的快速发展。

2015年，中华医学会肠外肠内营养学分会加速康复外科协作组撰写《结直肠手术应用加速康复外科中国专家共识（2015版）》并发布；2016年，中国加速康复外科专家组发布了《中国加速康复外科围手术期管理专家共识（2016）》；2018年由中华医学会外科学分会和中华医学会麻醉学分会联合发布了《加速康复外科中国专家共识及路径管理指南（2018版）》，伴随2018版指南的发布，学会还发布了不同手术的详细论述，涵盖肝胆手术、结直肠手术、胰十二指肠切除、胃手术以及对麻醉与外科部分的详细解读。一系列指南发布后，带动了该领域学术的发展，2015年之后相关论文数量呈陡坡式上升。

2021年中华医学会外科学分会和麻醉学分会联合对2018版指南进行修订，发布《中国加速康复外科临床实践指南(2021)》，共分为5个部分。以问题为导向，以循证为基础，通过对近年文献的复习总结并结合临床经验对ERAS领域的若干热点逐一评述并提出推荐意见，涵盖ERAS的一般性原则，以及针对肝胆手术、胰腺手术、胃和减重手术及结直肠手术ERAS相关的具体问题。

除此之外，2015～2021年间，以"加速康复外科"为主题公开发表的共识/指南100余篇，文章类型包含共识、指南与指南解读，涉及疾病有肝胆胰（肝切除术、肝移植）、骨科疾病（颈椎、腰椎、全膝关节、全髋关节、肩关节、骨折等）、结直肠、神经外科、胃癌、妇科疾病、剖宫产、泌尿外科疾病、胸外科疾病（肺部疾病、食管癌）、中西医结合；涉及治疗相关有减重手术、气道管理、腹腔镜、麻醉、日间手术、营养支持、疼痛管理、药物治疗、术后恶心呕吐管理，涉及人群包括成人、老年人、青少年、儿童、新生儿。

同时各领域及专业学组以循证为基础结合临床实际，制定并颁布了适合我国国情的指南、共识，旨在为加速康复理念的实践提供科学参考。

三、国内加速康复外科学术组织

随着加速康复外科的理念在国内逐步深入及各大医院的积极开展，国内逐步组建了专业组织大力推动加速康复理念的实践。2015年，在南京召开了中国首届加速康复外科学术大会，成立了中华肠外与肠内营养学会加速康复外科学组，并在此次大会发布了我国第一个加速康复外科共识《加速康复外科在结直肠外科应用的中国专家共识》。国内ERAS协作组的成立及中国第一届ERAS

大会的胜利召开，对推动我国加速康复外科事业的发展具有里程碑的重要意义。

中国研究型医院学会随后于2016年在杭州成立加速康复外科专业委员会，这是中国第一个"加强康复外科专业分会"。在此基础上各专业学组发展，于2018年6月在加速康复外科专委会下设立胸外科学组。

中国医师协会于2016年在北京成立中国医师协会结直肠肿瘤分会加速康复外科专委会；同年，在杭州成立了中国医师协会外科分会加速康复外科专家委员会。

中国医疗促进会于2017年在上海成立了中国医疗促进会加速康复外科专家委员会。

2018年7月，第三届加速康复外科与医学创新南京高峰论坛在南京举行，全国胃肠癌加速康复外科联盟宣布成立，江苏25家医院承诺将推广加速康复外科在临床上的运用。

目前，国内设立中国加速康复外科网（http://www.chinaeras.net/），定期发布ERAS相关学术交流活动、热点新闻、专家主题讲座和科普视频，为加速康复外科的发展提供了交流平台。

四、国家层面加速康复外科的试点

随着专业交流的深入，我国ERAS的推广与应用已成为国家战略。基于全国政协会议上的提案，国家卫生计生委（现改为卫健委）医管中心加速康复外科专家委员会于2016年12月顺利成立。2018年5月，国家卫生健康委员会（简称卫健委）加速康复外科专家委员会及中国医师协会外科医师分会加速康复外科专家委员会在北京国际会议中心联合启动加速康复外科示范病房评审项目，并决定先期在结直肠外科和肝胆胰外科两个病种中遴选加速康复外科示范病房。

2018年10月卫健委医管中心加速康复外科专家委员会第三次全体会议暨移植、胃肠、麻醉三个学组成立会议在杭州召开，宣布成立移植、胃肠、麻醉3个学组。

2019年11月，卫健委办公厅发布《国家卫生健康委办公厅关于开展加速康复外科试点工作的通知》，在全国范围内遴选一定数量的医院开展加速康复外科试点。通过开展试点工作，发挥试点医院的带动示范作用，以点带面，逐步在全国推广加速康复外科诊疗模式，提高诊疗效果和医疗服务效率，提升医疗资源利用率，改善患者就医体验，进一步增强人民群众获得感。

试点范围主要集中在具有相关专科的三级综合医院和专科医院，首先选择骨科开展试点工作，并逐步扩大试点专科及病种范围。要求试点医院将加速康复理念融入有关疾病的诊疗，建立加速康复外科诊疗流程和制度规范，加强对医务人员和患者的宣教，提高诊疗水平和效率。内容包括：① 建立加速康复外科标准化操作流程；② 提高加速康复外科诊疗水平；③ 加大加速康复外科管理力度；④ 加强对医务人员和患者的宣教。并颁布《加速康复外科质量控制指标》涵盖四大类，共19个指标。其中诊疗规范性指标类包含8个指标，即诊断规范性，医学影像检查规范性，医学实验室检查规范性，其他特殊检查规范性，手术质量规范性，药物治疗规范性，输血、营养支持治疗规范性，康复治疗、护理规范性；治疗效果指标类包含6个指标，即手术患者治愈率、围术期死亡率、非计划二次手术发生率、手术输血率及输血量、医院感染发生率、手术切口感染率；卫生经济学指标类包含2个指标，即次均住院费用、费用构成及变化（按病种统计），平均住院日及变化（按病种统计）；试点工作情况指标类包含3个指标，即试点病种病例数量和占比、试点方案执行情况评估、病例数据库建立及运行情况。

2020年1月，卫健委医政医管局确定了195家加速康复外科骨科首批试点医院，确定了骨科为第一批试点病种（手术）。病种（手术）涉及五大类，共12种，并要求认真组织做好骨科加速康复外科试点工作与信息登记管理工作。

五、加速康复外科与护理

护理是加速康复外科理念中的重要角色。加速康复外科理念的提出，其核心思想是通过多学科合作、多模态干预促进患者康复，包括外科医生、护士、麻醉师、康复治疗师等在内的多学科合作，才能实现该理念的落实与推广。

ERAS理念下的外科治疗方法和传统外科治疗的关注点存在较大差异，术前、术中、术后均需实施相应的干预内容，而这些内容在中国医疗卫生大背景下多由护士实施或执行落实。因此，护士在加速康复外科理念实践的过程中起着举足轻重的作用。

术前向患者及其家属介绍ERAS治疗的相关知识，包括介绍治疗康复的过程、持续的时间以及促进康复的建议（例如，术后早期进食、早期下床活动），以便患者能够熟悉并配合治疗康复方案的开展。对于传统肠道手术前禁食12小时、禁饮4小时的规定，ERAS理念认为术前长时间禁食禁饮不仅对于避免反流误吸没有循证医学证据，而且还会导致患者出现饥饿、口渴、烦躁、低血糖等诸多不良反应。因此，许多国家麻醉学会建议对于无胃肠道功能障碍者术前6小时可允许进食固体食物，术前2小时允许进食清流质食物。该证据的实施则需要护士对患者进行详细的讲解，并且协助患者完成缩短术前禁食禁饮。ERAS理念不再要求肠道手术前进行肠道准备，其认为肠道准备对患者而言是一种应激刺激，在肠道准备过程中口服大量液体或泻药极易导致患者出现脱水和电解质失衡等问题，尤其是老年患者。因此，在执行的过程中，需要护士教会患者如何进行安全有效的肠道准备。

为了减少患者术中的应激反应，避免术中低温对患者神经内分泌以及凝血机制的影响，强调持续术中体温监测，并采用保暖床垫、输液加温装置等措施防止术中低温。由巡回护士与麻醉师共同合作，完成手术室温度的控制、患者保暖措施的落实以及体温的全程监测与记录。大量证据表明，减少围术期液体摄入能够加速胃肠功能恢复时间和减少术后并发症的发生，因此ERAS方案要求限制围术期患者液体摄入，这需要护理工作与临床治疗紧密合作。

术后早期活动和经口进食是ERAS治疗方案的重要内容，该方案鼓励患者术后4小时内经口进食，并在术后第1天下床活动1～2小时，以减少术后感染和下肢静脉血栓的发生，缩短住院时间。在鼻胃管、引流管、导尿管的护理方面，有证据表明上述导管不但会增加术后各类并发症的发生率，还有增加患者心理障碍的风险，因此ERAS方案不再将各类管路的使用作为常规方法，因此对这些管路的护理工作也需灵活进行。同时，ERAS认为恰当的心理护理能够缓解患者的紧张情绪，减轻应激反应从而使患者平稳渡过围术期。除了关注围术期护理，ERAS方案还强调给予患者详细的出院计划并重视随访以减少再入院率。

在加速康复外科领域，护理学科与医疗发展齐头并进。在2016年和2018年医疗分别发布2项ERAS全程管理专家共识后，护理在加速康复外科领域的实践与应用受到更多关注。越来越多的护理学者关注该领域护理指南的实施，例如对欧洲加速康复外科协会发布的护理指南进行解读，涉及专科有剖宫产和食管切除术，包含节点有产前及术前、术中、术后和围术期，也逐渐意识到，发布基于国情的护理指南十分重要。2021年，中华医学会男科学分会和良性前列腺增生加速康复护理中国专家共识编写组撰写了《良性前列腺增生加速康复护理中国专家共识》，细化该领域的护理流程，为临床护理工作提供有力支持。同年《ERAS协会"髋/膝关节置换术围术期加速康复护理共识"解读》发布，该文解读了2020年ERAS协会发布的《髋/膝关节置换术围术期加速康复护理共识》，该共识提出了17项髋/膝关节置换术围术期的推荐干预措施，旨在改善患者关节功能，减轻痛苦，提高生活质量。

　　护理是加速康复外科理念实施的重要组成部分，贯穿住院全程，起到举足轻重的作用。因此，推动护理在加速康复外科领域的发展，深入挖掘其内涵，具有重要的临床意义。

参·考·文·献

[1] 黎介寿. 对Fast-track Surgery（快通道外科）内涵的认识［J］. 中华医学杂志，2007，87（08）：515-517.

[2] 董雪云，韦瑞丽，班翠珍，等. 基于加速康复外科理念的围手术期活动路径对结直肠癌术后患者康复的影响分析［J］. 结直肠肛门外科，2019，25（03）：344-347.

[3] 康鹏德，裴福兴. 加速康复外科国内外现状以及未来发展趋势［J］. 中国骨与关节杂志，2020，9（10）：721-722.

[4] 中华医学会肠外肠内营养学分会，中国医药教育协会加速康复外科专业委员会. 加速康复外科围术期营养支持中国专家共识（2019版）［J］. 中华消化外科杂志，2019，18（10）：897-902.

[5] 梁诗琪，李卡，陈鑫容，等. 加速康复外科卫生资源利用效率评价指标进展［J］. 中国普外基础与临床杂志，2020，27（10）：1314-1318.

[6] 陈凛，陈亚进，董海龙，等. 加速康复外科中国专家共识及路径管理指南（2018版）［J］. 中国实用外科杂志，2018，38（01）：1-20.

[7] 刘恩瑞，马晓龙，陈海鹏，等. 结直肠癌加速康复外科开展项目调查［J］. 中国普外基础与临床杂志，2021，28（04）：438-444.

[8] 江志伟，李宁. 结直肠手术应用加速康复外科中国专家共识（2015版）［J］. 中华结直肠疾病电子杂志，2015，4（05）：2-5.

[9] 曹晖，陈亚进，顾小萍，等. 中国加速康复外科临床实践指南（2021版）［J］. 中国

实用外科杂志，2021，41（09）：961-992.

［10］中国加速康复外科专家组.中国加速康复外科围手术期管理专家共识（2016）［J］.中华外科杂志，2016，54（06）：413-418.

［11］ENGELMAN D T, BEN ALI W, WILLIAMS J B, et al. Guidelines for Perioperative Care in Cardiac Surgery: Enhanced Recovery After Surgery Society Recommendations [J]. JAMA Surg, 2019, 154(8): 755-766.

［12］LJUNGQVIST O, YOUNG-FADOK T, DEMARTINES N. The History of Enhanced Recovery After Surgery and the ERAS Society [J]. J Laparoendosc Adv Surg Tech A, 2017, 27(9): 860-862.

（张玉侠）

上海加速康复外科
理念的实施

第三章

基于证据的术前禁食禁饮管理策略的实施与改进

一、背景与意义

择期手术患者术前禁食禁饮目的在于使胃充分排空，预防麻醉期间和手术过程中胃内容物的反流、呕吐和误吸。传统的术前12小时禁食、4小时禁饮成为护理常规，一直是围术期术前准备的重要内容。在21世纪初，对择期手术患者禁饮与禁食的问题是分别对待的，即禁饮时间和禁食时间并不一样，禁饮时间只是3小时，而禁食时间则要长一些。具体方法是从午夜开始禁食固体性食物，手术前3小时不禁饮，患者可饮水、饮茶或饮咖啡等。1920年以后，不知什么原因，禁食禁饮时间更长，更有甚者手术患者禁饮和禁食均从午夜开始，即8～12小时的禁食禁饮时间。

禁食禁饮时间过长可能会导致脱水、头痛、低血糖、电解质紊乱、恶心呕吐、意识模糊、烦躁等。随着禁食禁饮时间的延长，患者口渴、饥饿等不适会随之增加。长时间禁食禁饮，加之等待手术的心情特殊，患者有度日如年之感，无疑会增加医患矛盾，使患者对护理工作满意度下降。

一项临床质量审查项目表明目前患者术前的禁食禁饮时间过长，提示现有的实践方案并没有基于最佳证据，而是基于病房管理的方便而沿用常规方法。导致患者术前禁食禁饮时间延长的其他原因还有：知识缺乏、实践不统一、医护人员的专业知识不足。一项研究显示，患者的禁食禁饮时间过长，平均达到了11.94小时。该研究采取行动研究方法，对病房医护人员开展术前禁食禁饮的健康教育，要求麻醉师明确患者术前最后可以进食或饮水的时间。计划实施后，结果发现患者平均禁食禁饮时间减少至5.4小时。

一篇系统评价发现，没有证据表明成人术前2～3小时饮水会增加术中反流或误吸的概率（采用胃内容量以及胃内pH评估作为评价指标）。与夜间开始禁饮等常规方式相比，禁饮时间的缩短并没有增加术中胃内容物的反流或误吸。

二、实施场所介绍

本项目在复旦大学附属中山医院的一个肝外科病区实施，每月原发性肝癌手术患者约120例。证据应用前后分别纳入原发性肝癌待手术患者共25例。

三、实施方法学

本研究遵循澳大利亚JBI最佳证据临床应用程序，证据实施采用GRiP理论方法。通过建立项目团队，根据证据提供的审查指标进行基线审查。分析基线审查的结果，制定实施策略，解决基线审查中发现的审查指标未依从的问题。证据应用后审查，以评估为改进实践而实施的干预措施的效果。

四、实施过程

（一）情景分析

该项目开展前，病房采用的是传统禁食禁饮术前准备，即患者术前晚10点后禁食禁饮。本研究将原发性肝癌患者术前禁食禁饮的最佳证据应用于肝外科临床护理工作中，旨在减少手术并发症，提高临床对以证据为基础的术前禁食禁饮建议的依从性，增加护士关于术前禁食禁饮方面的知识，从加强对患者最优术前禁食禁饮时间的教育，以达到保障患者安全，提高患者舒适度的目的。

（二）构建方案

通过检索获得JBI在线临床治疗及护理证据网络（Clinical Online Network of Evidence for Care and Therapeutics, JBI COnNECT+）数据库关于"基于循证的患者术前禁食禁饮的最佳证据"4份指南及1份系统评价，对符合纳入标准的指南采用AGREE Ⅱ进行质量评价，对符合纳入标准的系统评价采用OQAQ进行质量评价提取指南及系统评价中的5条关键证据。基于证据，制定审查指标。在临床中运用审查指标实施临床审查，分析基线数据，分析障碍因素，制定实施策略，审查指标如表3-1-1所示。

（三）执行实施方案

1. 组建项目团队与实施基线审查

小组成员共13名，由护理部、病区护士长和护士、肝外科医生、麻醉

表 3-1-1　审查指标

证　　据	临床审查指标
1. 所有照顾外科患者的工作人员都可以获得书面的禁食禁饮指南（Level 1, Grade A）	1. 所有照顾外科患者的工作人员都可以获得书面的禁食禁饮指南
2. 患者根据书面的禁食禁饮指南进行术前准备工作（Level 1, Grade A）	2. 患者在术前根据护士所发放的书面宣教资料进行术前禁食禁饮的准备
3. 术前评估，包括审查有关医疗护理记录、体检和每一位患者的术前访谈，确定潜在的、会增加他们的肺部并发症的风险因素（Level 1, Grade A）	3. 术前一日回顾患者病史、各项检查指标，评估是否存在术后会增加患者肺部并发症的风险因素
4. 在手术之前，护士告知患者相关禁食禁饮的知识、必要性及优势（Level 4, Grade B）	4. 术前为患者进行有关禁食禁饮的相关教育，告知患者正确执行术前禁食禁饮的优点和必要性
5. 参与护理患者的所有工作人员都接受了关于减少术前禁食禁饮时间的教育（Level 3, Grade B）	5. 病区全体护士应接受术前禁食禁饮相关内容的培训

师、网络中心、JBI（Joanna Briggs Institute）循证护理中心导师组成。其中来自JBI循证护理中心的导师1名，负责提供相应的证据；组长1名，接受过临床证据应用项目系统培训，负责对组员进行质量审查方法学的培训、证据应用实施程序设计及进程掌控、数据汇总及分析等；护理部积极协调麻醉科、营养科等各部门推进措施落实，网络中心负责信息平台实施与推进。证据实施所在病区的医生1名，护士4名，其中包括护士长1名，分别负责人员沟通、护士培训、数据收集等。实施基线审查，项目提取的5条证据转化为5条审查指标，在质量审查中采用以下方法收集资料。① 观察法：由审查小组成员观察护士行为，包括标准1、2、3、4、5。② 访谈法：对术前患者进行访谈，询问患者是否知晓术前禁食禁饮的最佳方案，补充说明护士是否执行了标准4。③ 护理病史的查阅：查阅护理病史以确定在术前是否对患者各项危险因素进行评估，包括标准3。④ 问卷调查法：对病区护士问卷调查，判断护士是否接受过相关内容的培训。用含原发性肝癌患者术前禁食禁水的最佳证据相关知识的填空题和选择题，总分100分的问卷，评估护士是否具备相关专业知识。

基线审查对15名护士、25例待手术的原发性肝癌患者纳入基线审查，将所有资料输入PACES（Practical Application of Clinical Evidence System, PACES）系统，计算每条审查指标的执行情况。

2. 分析审查结果

分析审查结果，如图3-1-1所示：

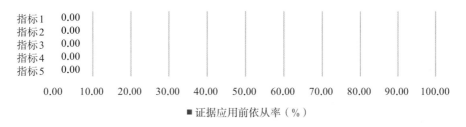

图3-1-1 证据应用前基线审查

3. 制定实施策略与产生实践变革

分析基线审查结果，明确目前存在的主要问题，通过4次审查小组会议，将现有最佳证据整合到护理实践中，在临床实践中执行实施策略，并产生实践变革。

（1）障碍因素1 从患者麻醉安全角度，缺乏相应的术前评估工具。针对障碍因素制定变革策略，实施变革措施有：① 基于指南设计评估表单（图3-1-2）：根据加拿大麻醉医师协会的2006年麻醉实践指南推荐，食用肉类、煎炸、高脂的食物后8小时；清淡饮食或饮用奶制品（除母乳外）后6小时；饮无渣液体后2小时；麻醉师应考虑不同年龄、患者的临床情况，灵活合理地调整禁食禁饮的时间，我们设计了术前患者评估表。② 明确各班次职责，将评估表进行不同时段的分工，用不同色块区分。③ 制定工作流程图（图3-1-3）：在术前一天，通过访谈法和查阅患者病史及化验报告，由责任护士进行填写术前一天的评估内容，如有高危因素立即汇报主管医生和麻醉师，麻醉科再根据病房的评估结果，为每一位患者实施麻醉，对于高危患者，麻醉师通过评估结果可以获得直接的数据。④ 病历夹外侧做特殊标记，用于提示麻醉师翻看病历夹内的"患者术前评估表"，提醒注意观察该患者在麻醉期间和手术中有无出现不良反应。

病区患者术前评估表

基本信息	患者姓名	床 号	住院号	年 龄	责任护士	调查时间

术前一天评估内容

序号	项 目 名 称	判 断			
		依 据		有	无
		检查	主诉		
1	患者年龄是否大于70岁				
2	患者有无胃食管反流				
3	患者有无吞咽困难				
4	患者有无困难气道				
5	患者有无胃肠动力失调				
6	患者有无消化道手术史				
7	患者有无消化道溃疡				
8	患者有无代谢紊乱（有无糖尿病、肥胖）				
9	患者有无肝功能异常（总胆红素 > 40 μmol/L）				

术日评估内容

序号	项 目 名 称	判 断	
		是	否
1	患者术前是否出现饥饿症状？		
2	患者术前是否出现口渴症状？		
3	患者术中是否发生呕吐？		
4	患者术中是否出现误吸？		

各项指标

空腹血糖值：_____ 接入手术室前血糖值：_____	生命体征 T：___ p：___ R：___ BP：___	
开始禁食时间	病房共禁食（h）	接入手术室时间
开始禁水时间	病房共禁水（h）	最后一次进水时间 / 最后一次进水量（mL）

麻醉开始时间：_____ 总禁食时间：_____ 总禁水时间：_____

图3-1-2 术前评估

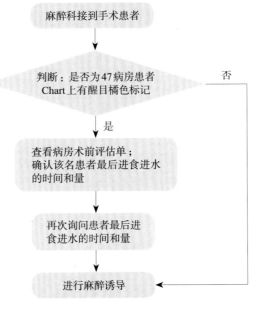

图3-1-3　麻醉科工作流程图

（2）障碍因素2　接台手术患者时间无法确定。针对障碍因素制定变革策略，实施变革措施有：建立主刀医生—巡回护士—病房护士三方沟通体系：与网络中心联合设计了手术实时系统（图3-1-5）和手术时间通知对话框（图3-1-6），确保病房第一时间获得手术室接患者的信息。

（3）障碍因素3　无现成饮食方案缩短禁食和禁水时间。针对障碍因素制定变革策略，实施变革措施有：① 病房与营养科合作合理安排加餐，缩短禁食时间，病房根据手术安排表和患者术前评估表确定加餐患者名单（除了第一台手术高危患者没有加餐），为第二天手术的患者提供术前一晚10：00的加餐。② 制定分次饮水策略，缩短禁饮时间，术日晨护士根据医嘱给予10%葡萄糖溶液250 mL，糖尿病患者给予5%葡萄糖溶液250 mL并嘱其在5：00至5：30分内饮用完毕，之后第一台手术患者开始禁食禁饮。接台手术患者从术日早上8：00起继续每小时饮用50 mL的10%葡萄糖溶液，糖尿病患者给予5%葡萄糖溶液50 mL（图3-1-7），直到病房收到接手术患者的通知为止。针对术前评估结果为高危的患者，取消术前晚加餐。2012年英国《成人糖尿病患者为暑期管理指南》中指出，糖尿病患者术前血糖控制在6～10 mmol/L为宜。

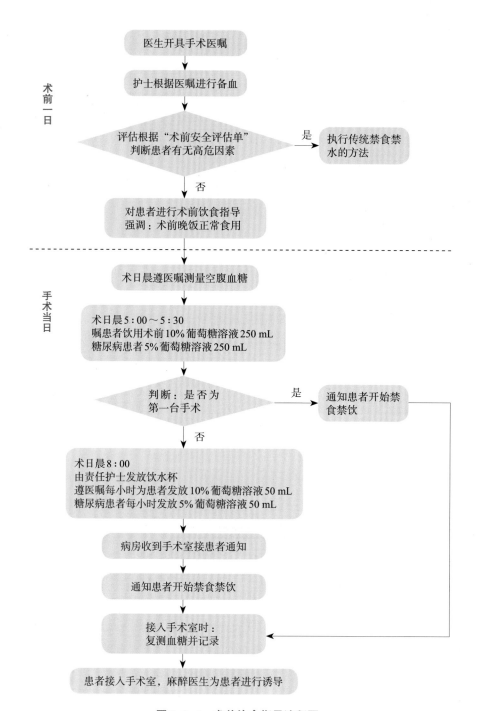

图3-1-4 术前饮食指导流程图

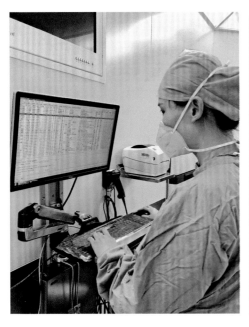

图3-1-5 手术实时系统

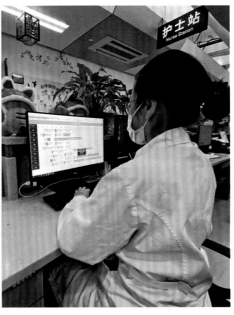

图3-1-6 手术时间通知对话框

（4）障碍因素4 护士较多，无法集中参加培训。针对障碍因素制定变革策略，实施变革措施有：① 采用分级授课制度，首先组织护士长、骨干和病区带教进行培训；② 制作相关护士培训手册：科内骨干及带教老师根据培训内容，并下发给科内其他护士；③ 利用晨会时间：为科内护士进行为期1周的学习，在培训之后应用相同的问卷了解是否获得改善。

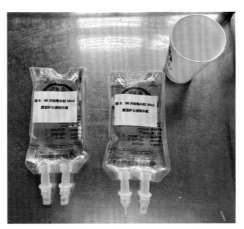

图3-1-7 分次饮水策略

（5）障碍因素5 护士缺乏对患者教育的有效手段。针对障碍因素制定变革策略，实施变革措施有：制作相关的宣教手册、宣教视频、宣传展板，利用多媒体多途径的方式，为患者提供术前宣教，强调新方法的优势，并及时做好患者反馈，针对不理解或者语言交流困难的患者，加强宣教力度。

（四）资料分析与效果评价

1. 资料分析

证据应用后再次审查，指标1～5依从率均为100%，见图3-1-8，表明变革措施有效落实。

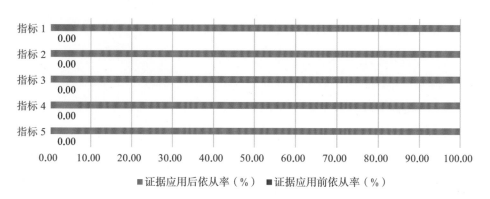

图3-1-8 应用前后依从率（%）

2. 效果评价

制定专科指标评价项目实施情况。随着项目不断推进，术前禁食禁饮评估与预防措施落实推广到肝外科所有病区的原发性肝癌手术患者并逐步扩展到日间病房的部分病种手术患者。

（1）证据应用前后患者禁食禁饮时间比较（图3-1-9）

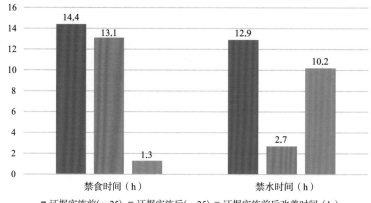

图3-1-9 证据实施前后患者禁食禁饮时间比较

（2）有无并发症的发生，证据应用前后均没有发生术中呕吐和误吸及肺部并发症。

（3）改善前后患者的舒适度对比，证据实施前后患者舒适度比较（图3-1-10）。

（4）术前2小时患者血糖值对比，比较证据实施前后患者术前2小时的血糖波动，最低证据应用后最低血糖值为4.2 mmol/L，高于应用前。平均血糖值无变化（图3-1-11）。

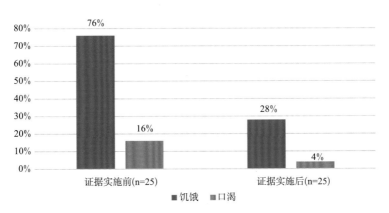

图3-1-10 实施前后患者舒适度比较（%）

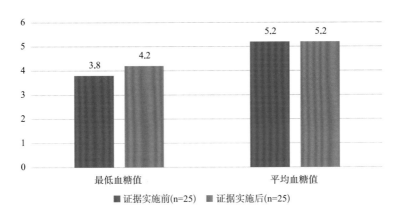

图3-1-11 实施前后患者术前2小时的血糖波动比较

五、信息化应用推行

《医院手术实时网络监管系统》是术前禁食禁饮管理的重要推进和维持手段。

第一代策略为传统的手术室电话通知，即手术室护士收到主刀医生接下一台手术患者的指令之后，电话告知病房护士（图3-1-12），再由病房护士通知患者进行术前禁食禁饮。初步解决了接台手术不确定的问题，但受人为因素的影响较大。

第二代策略为联手网络中心制作了《医院手术实时网络监管系统》对接台手术时间实施智能化管理。通过手术室巡回护士点击接台信息（图3-1-13），程序将自动向病房推送接台信号，病房护士接收到信息后，为患者做好相关准备工作。

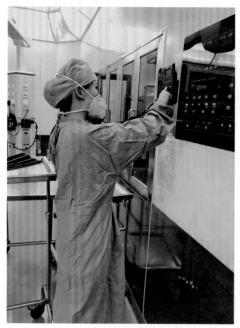 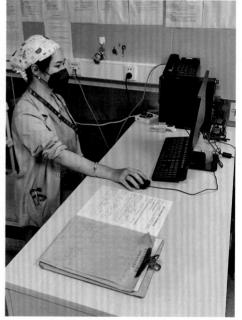

图3-1-12　手术室护士电话告知病房护士信息　　图3-1-13　手术室巡回护士点击接台信息

六、长效机制与指标

1. 长效机制

（1）制定规章制度　该项目成功地修改了肝外科围术期护理常规的相关条目，改变了护理规章制度与流程。在证据应用后第一审查中，实施病房的护士均能够在术前一日使用术前评估表格对术前患者进行评估。同时，制定并实施了相关流程和制度，使结果得以维持。

（2）信息化手段辅助 《医院手术实时网络监管系统》是最佳证据能够持续应用于临床的关键。通过信息系统对手术时间进行全程的把控，最大程度地减少人为计算误差，缩短患者手术等待时间，临床护士可通过各自操作平台查看患者手术进展，实现不同平台的数据互通、共享，有利于医护沟通合作，减轻临床护士的一部分工作量。

2. 形成术前禁食禁饮患者安全管理方法及质量指标

（1）制定了术前患者禁食禁饮风险评估表 包括患者一般情况，按照时间分为术前一天评估（包括患者的姓名、年龄等一般情况、有无消化道手术史、食道胃底反流、糖尿病等高危因素）、术日评估（主要包括患者舒适度方面及术中有无发生呕吐和误吸的情况）及各项数值和时间的评估（包括空腹血糖、生命体征、禁食禁水时间、接入手术室时间、进水量及麻醉开始时间）。

（2）制定了术前评估各部门工作职责，完善了工作流程，从患者术前一晚评估开始直至患者接入手术室麻醉开始到患者手术结束给予全程的护理评估管理，保证了患者整个术前、术中、术后的手术安全。

（3）有效解决了接台手术患者禁饮时间控制的问题。首次提出了分次饮水的概念，并结合《医院手术实时网络监管系统》，在保证患者手术安全的前提下，缩短了术前患者禁饮的时间。

（4）术前禁食禁饮管理质量标准 形成术前禁食禁饮管理质量标准（表3-1-2），共5个维度，14个条目，管理者根据现场督查情况进行打分，4分为符合，5分为非常好，3分及以下为不符合，5分、3分及以下须注明原因。

表 3-1-2 术前禁食禁水质量管理标准

项目	序号	要　求	督查方法	评　价					说明
				5	4	3	2	1	
风险评估	1	术前评估表格使用准确	现场查看						
	2	术前评估时间准确	现场查看						
	3	术前评估项目准确	现场查看						

（续　表）

项目	序号	要　　求	督查方法	评　价					说明
				5	4	3	2	1	
预防措施	4	术前发放相关资料	现场查看						
	5	患者及家属的术前禁食禁饮宣教落实	现场查看						
	6	无特殊情况的患者落实术前禁食禁饮措施	现场查看						
	7	对于特殊患者（根据评估表格筛查出的高危患者）落实患者术前禁食禁饮措施	现场查看						
	8	高危患者告知医生/麻醉师/交班提醒	现场查看						
	9	遵医嘱落实相关特殊饮食指导（必要时）	现场查看						
	10	术前一晚督促正确服用加餐	现场查看						
护士知识掌握	11	护士知晓如何发放术前患者加餐及糖水	现场查看						
	12	护士知晓术前禁食禁饮的最佳时间及优势并做好宣教	现场查看						
健康教育	13	病区内有相关健康教育资料、视频、墙报	现场查看						
护士培训	14	病区内有相关培训资料	现场查看						

备注：表格打分——5分、3分及以下必须注明原因

七、案例特色

本案例是基于证据的最佳证据应用，通过检索证据，制定审查指标，实施基线审查发现最佳证据与临床实践的差距，分析主要障碍因素，进一步制定对

策，逐步将证据应用于临床的过程，达到实现临床变革的目的。

在此过程中，将实施策略上升为护理规章制度是确保该策略能够持续的长效机制。借助信息化手段将最佳证据整合、植入临床系统提升效率，是推动护理质量持续改进的有效方法。该项目实施的关键与挑战则是多学科合作与多部门协调，需要联合与借助多方力量共同实现实践变革。

在本实施场所，ERAS-禁食禁饮项目实施清单至少包含以下7个方面内容：① 基于证据的评估工具：术前一日评估表单；② 信息化平台：自主研发或引入系统；③ 知识提升：全员培训、分层培训；④ 多学科团队的合作：护士、医生、麻醉师、网络工程师；⑤ 多部门协调：营养科、网络中心、麻醉科等；⑥ 传播方式：视频、宣传手册、康复助手App等；⑦ 长效机制：建立规范、制度、流程、信息系统。

参·考·文·献

[1] Iannuzzi JC, Rickles AS, Kelly KN, et al. Defining high risk: cost-effectiveness of extended-duration thromboprophylaxis following major oncologic abdominal surgery[J]. Gastrointest Surg, 2014, 18(1): 60−68.

[2] Kahn SR, Morrison DR, Cohen JM, et al. Interventions for implementation of thromboprophylaxis in hospitalized medical and surgical patients at risk for venous thromboembolism[J]. Cochrane Database Syst Rev, 2013, (7): CD008201.

[3] Gould MK, Garcia DA, Wren SM. et al. Prevention of VTE in nonorthopedic surgical patients: Antithrombotic Therapy and Prevention of Thrombosis, 9th ed: American College of Chest Physicians Evidence-Based Clinical Practice Guidelines. Chest, 2012, 141(2 Suppl): e227S−e277S.

[4] Autar R. A review of the evidence for the efficacy of Anti-Embolism Stockings (AES) in Venous Thromboembolism (VTE) prevention[J]. Orthop Nurs, 2009, 13(1): 41−49.

[5] Hansrani V, Khanbhai M, McCollum C. The prevention of venous thromboembolism in surgical patients[J]. Adv Exp Med Biol, 2017, (906): 1−8.

[6] Scottish Intercollegiate Guidelines Network (SIGN). Prevention and management of venous thromboembolism. Edinburgh: SIGN. 2010 (Updated 2014).

[7] Fagarasanu A, Alotaibi G, Hrimiuc R, et al. Role of Extended Thromboprophylaxis After Abdominal and Pelvic Surgery in Cancer Patients: A Systematic Review and Meta-Analysis [J] . Annals of Surgical Oncology, 2016, 23 (5): 1422−1430.

[8] Gaston S, Walker M. Venous Thromboembolism (VTE) Risk Assessment and Prophylaxis:

A Comprehensive Systematic Review of the Facilitators and Barriers to Healthcare Worker Compliance with Clinical Practice Guidelines in the Acute Care Setting [J]. JBI Database of SystemRev Implement Rep, 2012, 10(57): 3812-3893.

[9] Lobastov K, Barinov V, Schastlivtsev I, et al. Validation of the Caprini risk assessment model for venous thromboembolism in high-risk surgical patients in the background of standard prophylaxis[J]. Vasc Surg Venous Lymphat Disord, 2016, 4(2): 153-160.

[10] 周亚婷, 史颜梅, 白琳, 等. 两种血栓风险评估模型在住院患者深静脉血栓形成中的预测价值研究 [J]. 解放军护理杂志, 2018, 35 (4): 27-47.

[11] Joanna Briggs Institute. Joanna Briggs Institute Practice Application of Clinical Evidence System Adelaide. Joanna Briggs Institute, 2008, Available from: http://paces.jbiconnectplus.org/.

[12] Jayasekara R. Evidence Summary. Venous Thromboembolism: Prevention and Prophylaxis. The Joanna Briggs Insti-tute EBP Database. JBI@Ovid, 2017, JBI4143.

[13] National Institute for Health and Clinical Excellence (NICE) clinical guideline 92 (CG92). Venous thromboembolism—reducing the risk of venous thromboembolism (deep vein thrombosis and pulmonary embolism) in patients admitted to hospital. NHS; 2010.

[14] National Institute for Health and Care Excellence (NICE)Pathways. Reducing venous thromboembolism risk in hospital patients, 2016.

[15] 李雪阳, 张莉萍. 预防术后深静脉血栓的物理方法研究进展 [J]. 护士进修杂志, 2017, 21 (32): 1938-1941.

（俞静娴）

基于证据的静脉血栓栓塞症管理策略的实施与改进

一、背景与意义

静脉血栓栓塞症（venous thromboembolism, VTE）是血液在静脉内不正常地凝结，是血管完全或不完全阻塞的静脉回流障碍性疾病，包括深静脉血栓形成（deep venous thrombosis, DVT）和肺栓塞（pulmonary embolism, PE）。VTE是第二大常见的医疗并发症，伴随着高发病率和死亡率，大多数住院患者存在至少1种VTE的危险因素，而且该种风险在出院后仍将持续数周。研究显示，在所有住院的死亡中，5.0%～10.0%是由VTE直接导致的，且可推迟患者出院及增加再住院率，给全世界的医疗资源造成了巨大压力。除此之外，高达30%的院外VTE患者可发生血栓后综合征，该疾病为慢性疾病，会对患者的行走和工作能力产生影响，造成患者巨额的医疗费用以及生活质量的严重下降。

预防VTE的发生是重要的公共卫生问题，住院患者存在较大的VTE发生风险比例，而其预防措施不足。全世界32个国家的调查显示，超过一半的住院患者存在发生VTE的风险，但仅有一半的高危患者接受了预防措施，结果提示，VTE预防措施未得到充分利用。因此，如何系统有效地评估VTE风险，指导预防措施的实施，是临床医生与护士共同关注的问题。

本案例将预防术后静脉血栓栓塞症的最佳证据应用于临床护理工作，旨在促进护士依据循证进行最佳护理实践，以期预防对围术期患者静脉血栓的发生。

二、实施场所介绍

本项目在复旦大学附属中山医院2个外科病区实施，每月约110例手术患者。主要收治普外科手术患者，疾病种类涵盖胃癌、肠癌等。

三、实施方法学

本研究遵循澳大利亚JBI（Joanna Briggs Institute）最佳证据临床应用程序，证据实施采用GRiP理论方法。通过建立项目团队，根据证据提供的审查指标进行基线审查。分析基线审查的结果，制定实施策略，解决基线审查中发现的审查指标未依从的问题。进行证据应用后审查，以评估为改进实践而实施的干预措施的效果。

四、实施过程

（一）情景分析

该项目开展前，病房尚未开展VTE风险评估与预防措施落实。而住院患者特别是围术期患者存在较大的VTE发生风险，因此，本项目拟通过建立评估系统识别高风险患者，避免预防措施落实不足或预防过度的现状。

（二）构建方案

通过检索获得JBI在线临床治疗及护理证据网络（Clinical Online Network of Evidence for Care and Therapeutics, JBI COnNECT+）数据库关于VTE预防的1篇指南、1篇系统评价、1篇证据总结，提取其中6条关键证据，JBI循证护理中心导师负责证据提供。基于证据，制定审查指标。在临床中运用审查指标实施临床审查，分析基线数据，分析障碍因素，制定实施策略，审查指标如表3-2-1所示。

表3-2-1 审查指标

证　　据	临床审查指标
1. 所有入院患者应进行静脉血栓栓塞和出血风险评估（Level 5, Grade A）	1. 患者入院后有静脉血栓风险评估并在医疗文件内有纪录
2. 患者静脉血栓评估应在入院后24小时内进行，当发生病情改变时应重新评估（Level 5, Grade B）	2. 当患者有病情改变时，需进行静脉血栓风险评估
3. 评估有静脉血栓风险的患者应给予预防措施（Level 3, Grade A）	3. 有静脉血栓风险的患者需要接受预防管理

（续　表）

证　据	临床审查指标
4. 制动会使静脉血栓栓塞的风险增加10倍，在行动受限的患者中，鼓励患者进行腿部运动可以减少血液淤滞，预防血栓形成（Level 5, Grade B）	4. 行动能力受到限制的患者需要被鼓励早期活动并进行下肢活动
5. 静脉血栓预防教育应提供给所有临床工作人员，确保他们了解VTE预防的临床实践指南和风险评估工具，及时获取更新的静脉血栓预防教育知识（Grade B）	5. 所有的员工参加更新的静脉血栓预防教育
6. 作为出院计划的一部分，患者及其家属都需获得口头和书面信息，包括VTE会带来的不良后果（Grade B）	6. 静脉血栓预防教育作为患者出院宣教的一部分，患者和家属都给予口头和书面信息，包括静脉血栓会带来的不良后果

（三）执行实施方案

1. 组建项目团队与实施基线审查

组建项目团队，由护理部、医务处、普外科、网络中心、JBI（Joanna Briggs Institute）循证护理中心导师组成。设置项目负责人1人，对组员进行质量审查方法学的培训、证据应用实施程序设计及进程掌控、数据汇总及分析等；医务处与护理部积极协调各部门推进措施落实，网络中心负责信息平台实施与推进。证据实施所在病区的护士4名，包括2个病区的护士长、骨干护士各1人，分别负责人员沟通、护士培训、数据收集等。

实施基线审查，项目提取的6条证据转化为6条审查指标，在质量审查中采用以下方法收集资料。① 审查指标1、2通过电子护士工作站记录查询，查阅电子护士工作站中的评估记录判定；② 审查指标3、4、6通过反馈患者和家属信息判定。③ 审查指标5通过访谈确认护士是否接受过预防静脉血栓相关的培训。所有审查指标均以"是""否"为评价结果。

基线审查对21名护士、30例腹部手术患者进行基线审查，将所有资料输入PACES（Practical Application of Clinical Evidence System, PACES）系统，计算每条审查指标的执行情况。

2. 分析审查结果

分析审查结果，如图3-2-1所示：

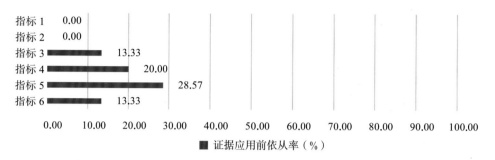

图 3-2-1 证据应用前基线审查

3. 制定实施策略与产生实践变革

分析基线审查结果，明确目前存在的主要问题，通过 4 次审查小组会议，将现有最佳证据整合到护理实践中，在临床实践中执行实施策略，并产生实践变革。

（1）障碍因素 1 病房尚未开展 VTE 风险评估。针对障碍因素制定变革策略，实施变革措施有：① 基于证据选择评估表单：根据内外科患者病情的特异性，查阅文献与循证证据，选择 Caprini 风险评估工具作为外科患者 VTE 风险筛选工具，选择 Padua 风险评估工具作为内科患者 VTE 风险筛查工具。② 基于全流程评估信息化（图 3-2-2）：制定护理信息系统 VTE 管理平台内容

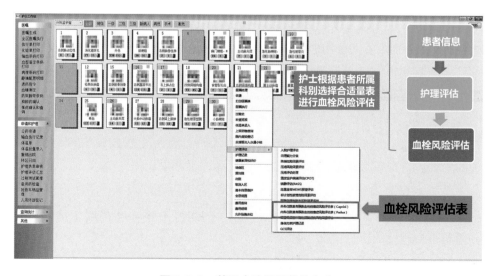

图 3-2-2 基于全流程评估信息化

为：内/外科住院患者VTE风险评估、内/外科住院患者VTE风险评估表审核、内/外科住院患者VTE风险评估表汇总。制定医院信息系统VTE管理平台内容为：VTE高危患者提示、VTE高危患者查询。完善后的平台能够实现评估界面年龄自动勾选，后台计算BMI自动勾选评估表中相关选项，根据评估结果自动划分风险等级并联动相应护理措施。③ 实现医护平台信息互通：当评估结果为高危，HIS中患者信息窗右上角亮黄灯提醒，医生可在HIS系统中查看该患者具体评估内容，院内网络系统自动发送短信至主诊医生手机，提醒医生，该患者系静脉血栓发生高危人群。

（2）障碍因素2 护士缺乏系统VTE预防知识和可参照实践标准。针对障碍因素制定变革策略，实施变革措施有：① 制定VTE评估规范：依据指南推荐及量表说明制定内/外科VTE评估细则，经护理部及医务处审核批准后全院落实。评估频率：入院患者24小时内完成评估，手术患者术后6小时内完成评估，长期住院患者每月复评1次，患者发生病情变化时随时进行评估。② 根据量表落实预防措施：根据评分数值划分风险等级，对应护理措施。所有患者进行VTE常规护理措施包括健康教育、下肢主动或被动活动、鼓励患者尽早下床活动、补充水分、肢体保暖，机械预防措施包括间歇充气加压装置、抗栓弹力袜、足底静脉泵。高危患者NIS系统联动HIS系统推送提醒，后台发送短信至主诊医生，医生根据患者病情开具药物医嘱。③ 制定全院同质化流程：形成从入院到出院的VTE评估-提醒-处置流程，见图3-2-3。④ 落实VTE培训与考核：组织VTE实施科室开展VTE培训和考核。设计VTE培训课程，包括VTE的介绍和概述，围术期患者VTE预防流程，指导患者正确腿部运动健康方案，VTE的机械预防和出院计划健康教育等培训内容，制作VTE预防患者健康教育单页，供护士在对患者进行出院计划时使用。

（3）障碍因素3 缺乏患者和家属VTE健康教育项目。针对障碍因素制定变革策略，实施变革措施有：① 制作并拍摄下肢活动操（图3-2-4）：基于最佳实践推荐，鼓励术后患者进行早期腿部活动。护理部与康复理疗科合作，共同设计一套下肢活动操，由宣传科拍摄和剪辑，借助医院公共网络平台推广，同时将视频二维码张贴于每间病房，方便患者及家属获取与学习。② 制作健康教育单页（图3-2-5）：根据不同阶段患者及其家属需求，制定住院患者血

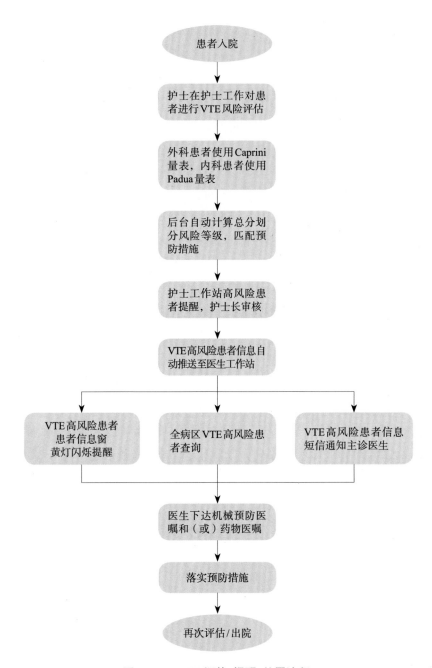

图3-2-3 VTE评估-提醒-处置流程

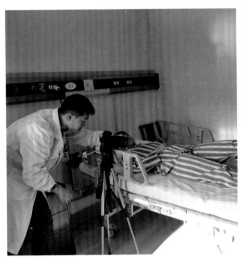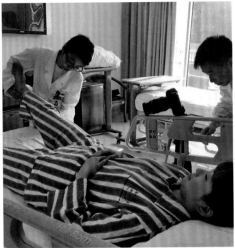

图 3-2-4　拍摄下肢活动操视频

住院患者静脉血栓的预防

1. **什么是静脉血栓栓塞症?**
   静脉血栓栓塞症指血液在静脉内不正常的凝结，使血管完全或不完全阻塞，属静脉回流障碍性疾病。

2. **什么是静脉血栓形成的危险因素?**
   静脉血栓的危险因素和自身状况以及任何易感因素(如年龄、肥胖等)有关。
   形成静脉血栓有三个主要因素：
   ① 高凝状态(如高龄、全身麻醉、脱水)
   ② 静脉内膜损伤因素(如局部创伤、手术)
   ③ 静脉血流淤滞(如制动、既往静脉血栓史等)
   一旦发生静脉血栓，会导致住院时间延长，住院费用增加，如果血栓脱落会造成肺、脑等重要脏器的栓塞而导致死亡。
   因此术前术后早预防，可以有效减少静脉血栓的发生。

3. **如何预防静脉血栓的发生?**
   ① 术后尽早的开始活动，卧床时记得多活动下肢，做好保暖。
   ② 补充水分，防止脱水。
   ③ 根据自身情况(在医务工作者指导下)选择适合的物理预防方法：
      如使用抗血栓弹力袜、间歇式的充气压力泵或足底静脉泵。
   ④ 如有需要配合医生进行相关药物治疗以预防静脉血栓形成。

预防静脉血栓出院指导

1. 注意下肢保暖、补充水分，出院后仍需要多活动下肢，防止静脉血流淤滞。

2. 如果出现下肢疼痛、肿胀、皮温升高、浅静脉扩张、呼吸困难、胸痛等症状应立即就医。

3. 如出院后继续使用抗血栓弹力袜：
   - 洗澡时脱去抗血栓袜并观察局部皮肤情况。
   - 每天需观察局部皮肤 2 或 3 次，尤其是踝关节和骨突出处。
   - 使用中性清洁剂清洗弹力袜，建议 2 天一次，并平放晾干(具体根据厂家说明)。
   - 穿着弹力袜起床的时候穿防滑鞋或防滑拖鞋，以防止跌倒。
   - 如果出现水疱或皮肤变色，尤其在踝关节或骨突出处，或局部皮肤疼痛或不适应时立即停止使用抗血栓袜，如有需要及时就医。

4. 出院后继续预防静脉血栓的时间根据医生指导。

图 3-2-5　VTE 宣教资料

栓预防单页，供患者入院时至出院前整体住院期间使用，制定预防静脉血栓出院指导，供患者出院后使用参考。③ 发挥宣传海报栏作用：根据患者需求，将有关静脉血栓栓塞症概念、危害和预防方法的海报张贴在宣传海报栏，供病区所有患者使用。

（4）障碍因素4　缺乏机械预防器械与指导（抗血栓弹力袜/IPC泵）。针对障碍因素制定变革策略，实施变革措施有：① 多部门协作方便患者购买弹力袜：抗血栓弹力袜为非医保支付项目，无法开具。而日常购买途径提供的弹力袜无法达到指南要求，起到预防静脉血栓发生的作用。因此，项目组联合医务处、收费管理科、设备科、后勤等多部门，实现符合指南要求弹力袜的购买途径。② 制定抗血栓弹力袜患者使用手册：指导患者选择有效、合适的弹力袜。根据NICE 指南阶梯式弹力袜压力踝部大约18 mmHg，小腿处约为14 mmHg，大腿（根部）约为8 mmHg。帮助患者测量腿围，根据患者实际情况选择合适型号与尺码。使用图文并茂的手册指导患者穿脱抗栓弹力袜的方法、弹力袜维护方法、弹力袜使用禁忌证等内容。③ 推动间歇式充气加压泵和足底泵引进：根据静脉血栓栓塞的风险评估结果，向患者推荐机械预防措施。项目开展前，医院缺乏机械设备，很少有住院患者能接受使用间歇式加压泵或足底泵。因此，项目负责人寻求医院资助机构的批准，获得购置补助，有关部门进行机械预防设备的购买。

（四）资料分析与效果评价

1. 资料分析

证据应用后再次审查，指标1 ～ 6依从率均为100%，见图3-2-6，表明变革措施有效落实。

2. 效果评价

制定专科指标评价项目实施情况。随着项目不断推进，VTE评估与预防措施落实推广到内外科住院病区，制定专科指标评价实施情况。

（1）入院患者首次VTE评估率　内外科项目开展各时期入院首次评估率呈上升并维持稳定的趋势，见图3-2-7。

（2）VTE风险患者机械预防措施宣教及实施率　指南推荐对存在VTE风险的内外科患者实施机械预防措施并宣教，结果显示在项目开展各时期VTE

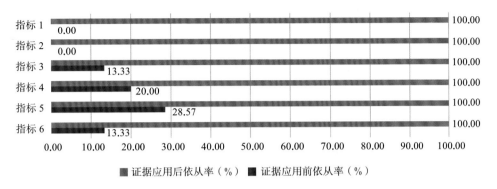

图 3-2-6　证据应用前后依从率

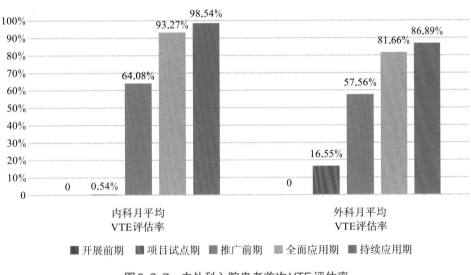

图 3-2-7　内外科入院患者首次 VTE 评估率

风险患者机械预防措施宣教及实施率呈上升并维持稳定的趋势，见图3-2-8。

五、信息化应用推行

信息化是VTE管理的重要推进和维持手段。随着信息化的发展，管理与推行的程度也不断提升，形成以信息系统为核心的VTE管理改进策略。

第一代策略为形成基于证据的护士主导的多学科合作VTE管理模式，即本项目主要呈现内容，包括实现基于证据选择评估表单，评估表单信息化，建立医护平台信息互通，实现全院同质化的评估管理，完善健康教体系，实现多

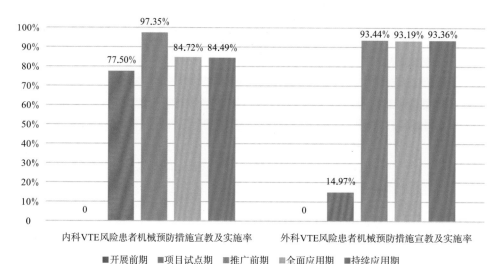

图3-2-8　VTE风险患者机械预防措施宣教及实施率

学科合作落实预防措施与实现VTE数据智能呈现。

第二代信息化策略为基于护理标准术语的VTE评估与预防的临床决策支持系统。通过护士系统性、整体性、最小颗粒度评估患者（图3-2-9），程序将自动识别患者阳性体征判断风险因子，包括自动计算BMI值，检验报告自动提取与判断（图3-2-10）。

系统根据患者特征自动推送合适风险评估工具（图3-2-11），外科患者推动Caprini风险评估表，内科患者推送Padua风险评估表。后台汇总分数，形成风险等级。

根据筛查出的风险等级，自动推送关键护理措施集（图3-2-12），包含措施内容及操作频次，并自动安排措施工作任务及执行时间。同时实时呈现病区患者风险分布状况。

第三代基于医学知识图谱的人工智能持续监测策略：AI持续扫描，实现动态评估：在第二代信息化策略基础上搭载AI持续扫描，实现全院、实时、多维患者临床数据处理。通过技术平台，构建医学知识图谱，让计算机执行医学逻辑，每半小时扫描病历系统，识别检查报告、药品、症状、检验、既往史等，实时判定患者VTE风险等级，推送AI评估结果，供护士参考，以提高评

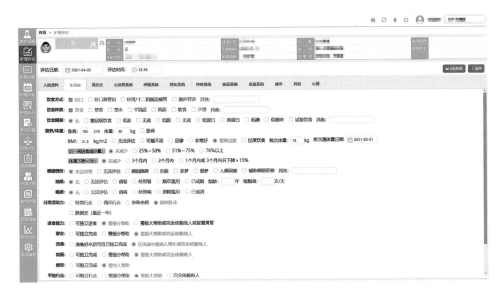

图3-2-9 最小颗粒度患者评估系统

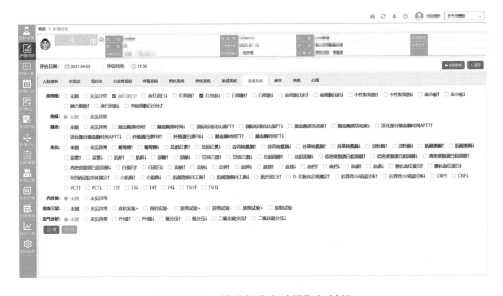

图3-2-10 检验报告自动提取与判断

估结果的准确性,见图3-2-13。

分别点击查看护士评估与AI评估依据(图3-2-14)。

点击AI详情发现差别(图3-2-15)。

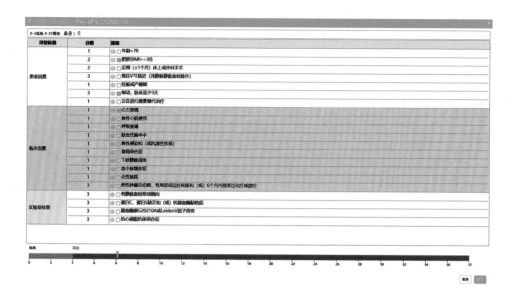

图3-2-11　系统自动推送合适风险评估工具

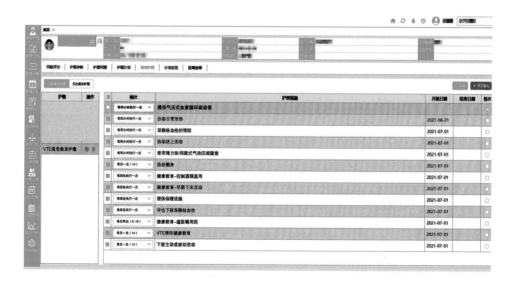

图3-2-12　系统自动推送关键护理措施集

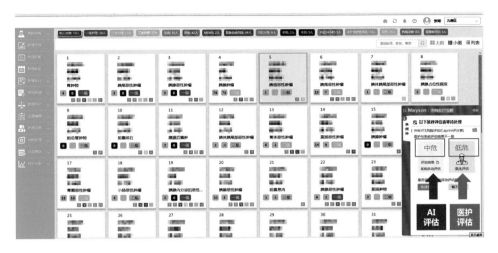

图 3-2-13　AI 动态评估

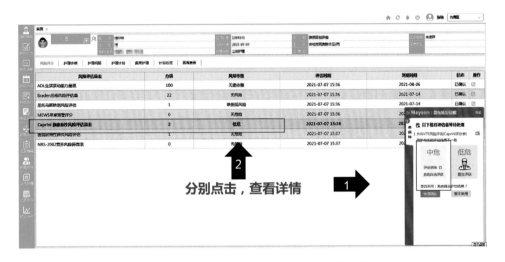

图 3-2-14　分别查看护士评估与 AI 评估依据

　　点击系统评估结果（图 3-2-16）。在判断选项"恶性肿瘤（现在或既往）"评估者未勾选。该患者现病史或既往史是否诊断为"恶性肿瘤"？

　　查看 AI 判定依据（图 3-2-17）。

　　AI 判断依据：1. 术前小结（图 3-2-18）。

　　AI 判断依据：2. 入院记录（图 3-2-19）。

　　查看患者信息，明确患者病史情况（图 3-2-20）。

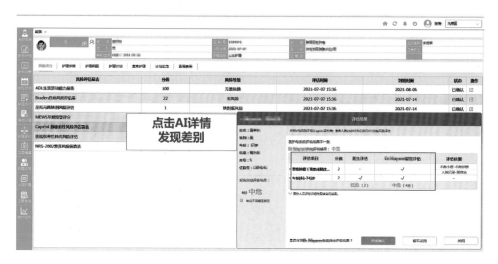

图 3-2-15　点击 AI 详情发现差别

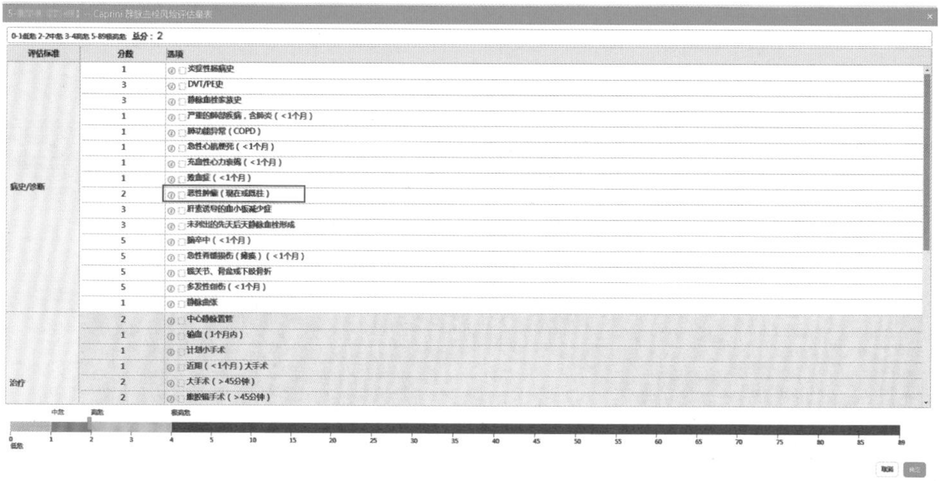

图 3-2-16　系统评估结果

　　患者现病史有"恶性肿瘤（现在或既往）"，确认 AI 评估结果，即患者最终风险等级为中危。再由系统推送相关措施，及时执行并评价效果，如此循环，及时掌握患者 VTE 风险因素变化。

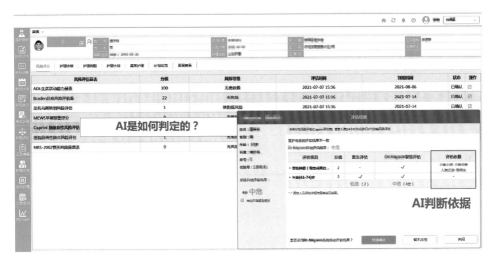

图 3-2-17 AI 判定依据

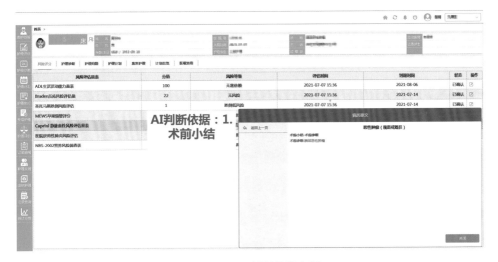

图 3-2-18 AI 判断依据来源 1

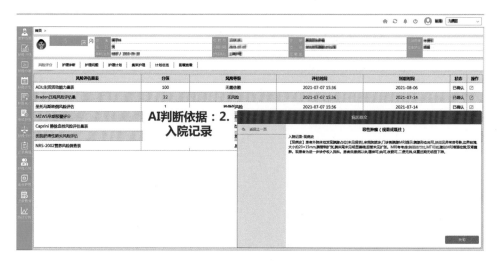

图 3-2-19　AI判断依据来源2

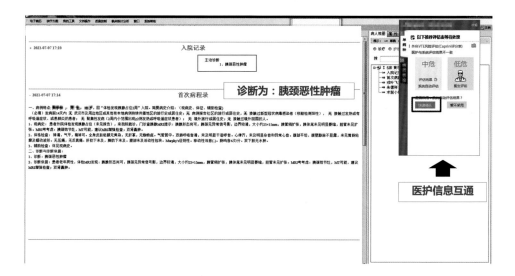

图 3-2-20　患者病史

六、长效机制与指标

1. 长效机制

（1）制定规章制度　该项目成功地将VTE风险评估纳入住院患者常规评估中，改变了护理规章制度与流程。在证据应用后第一轮审查中，实施病房的护士均能够在入院后24小时内使用该工具对患者进行评估。同时，制定并实施了VTE相关流程和制度，使得在之后的审查中，这一积极结果也得以维持。

（2）信息化手段辅助　VTE的信息化管理是最佳证据能够持续应用于临床的关键。将VTE风险评估量表电子化，嵌入护理信息系统，利用计算机后台抓取年龄、身高、体重、检验阳性指标等资料，辅助护士评估，最大程度地减少人为计算误差，缩短评估时间，后台自动计算总分划分风险等级，联动护理措施为临床护士提供参考，有利于护士简单、快速地进行临床评估与判断。评估完成后，医生、护士可通过各自操作平台查看患者详细信息，实现不同平台的数据互通、共享，有利于医护沟通合作。AI辅助评估引擎定时检索关键风险因素并与护士评估相比较，及时调整护理措施。所有患者数据后台存储，可随时查阅，并依据需求分析不同患者的风险状态与结局，提高数据利用率。

2. 形成指标持续监测

（1）住院患者入院首次评估率=评估患者数/入院患者数×100%，首次评估率由计算机后台自动抓取分子、分母数据，计算得出。内/外科入院患者VTE评估人数：患者入院后至出院前有VTE评估即计数为"1"，若多次评估仍为"1"，如未评估则计数为"0"。

（2）机械预防措施落实率=入院患者VTE机械预防措施人数/入院患者VTE风险等级低危及以上人数×100%，分子、分母数据均由计算机后台自动抓取。内科"入院患者VTE机械预防措施人数"：患者入院后至出院前，出现过Padua评分≥1分的人数，外科"入院患者VTE机械预防措施宣教人数"：患者入院后至出院前，出现过Caprini评分≥1分的人数；内/外科"机械预防措施人数"：患者入院后至出院前，VTE评估的预防措施中勾选了机械措施中的任意1项或几项，均计数为"1"，若未勾选，则计数为"0"。

（3）VTE管理质量标准

形成VTE管理质量标准，共5个维度，14个条目，管理者根据现场督查情况进行打分，4分为符合，5分为非常好，3分及以下为不符合，5分、3分及以下须注明原因，见表3-2-2。

表 3-2-2 VTE 管理质量标准

项 目	序号	要 求	督查方法
风险评估	1	VTE 风险因素评估量表使用准确	现场查看
	2	VTE 风险因素项目评估正确	现场查看
	3	VTE 风险因素评估频率正确	现场查看
预防措施	4	入院后发放住院患者静脉血栓预防相关资料	现场查看
	5	患者及家属的静脉血栓预防宣教落实	现场查看
	6	低风险及以上患者落实一般预防措施（VTE 预防健康教育；下肢主动或被动活动；尽早下床活动；补充水分，避免脱水；注意肢体保暖）	现场查看
	7	低风险及以上患者落实机械预防措施（间歇充气加压装置；抗栓弹力袜；足底静脉泵）（必要时）	现场查看
	8	高风险患者有高风险警示/医生告知/交班提醒	现场查看
	9	遵医嘱落实药物预防（必要时）	现场查看
	10	出院时落实预防静脉出院指导	现场查看
护士知识掌握	11	护士知晓如何指导患者进行下肢活动操/早期下床活动	现场查看
	12	护士知晓如何指导抗血栓弹力袜的使用	现场查看
健康教育	13	病区内有VTE相关患者健康教育资料、墙报	现场查看
护士培训	14	病区内有VTE培训计划及相关培训资料	现场查看

七、案例特色

本案例是基于证据的最佳证据应用，通过检索证据，制定审查指标，实施基线审查发现最佳证据与临床实践的差距，分析主要障碍因素，进一步制定对策，逐步将证据应用于临床的过程，达到实现临床变革的目的。

在此过程中，将实施策略上升为护理规章制度是确保该策略能够持续的长效机制。借助信息化手段将最佳证据整合、植入临床系统也提升效率，推动护理质量持续改进的有效方法。该项目实施的关键与挑战则是多学科合作与多部门协调，需要联合与借助多方力量共同实现改革。

在本实施场所，ERAS-VTE项目实施清单至少包含以下7个方面内容：① 基于证据的评估工具：Caprini、Padua；② 信息化平台：自主研发或引入系统；③ 知识提升：全院全员培训、分层培训；④ 多学科团队：护士、医生、药师、网络工程师；⑤ 多部门协调：收费管理科、设备科、后勤等；⑥ 传播方式：视频、宣传手册、康复助手App；⑦ 长效机制：规章、制度、流程、信息手段。

参·考·文·献

［ 1 ］ Iannuzzi JC, Rickles AS, Kelly KN, et al. Defining high risk: cost-effectiveness of extended-duration thromboprophylaxis following major oncologic abdominal surgery[J]. Gastrointest Surg, 2014, 18(1): 60–68.

［ 2 ］ Kahn SR, Morrison DR, Cohen JM, et al. Interventions for implementation of thromboprophylaxis in hospitalized medical and surgical patients at risk for venous thromboembolism[J]. Cochrane Database Syst Rev, 2013, (7): CD008201.

［ 3 ］ Gould MK, Garcia DA, Wren SM. et al. Prevention of VTE in nonorthopedic surgical patients: Antithrombotic Therapy and Prevention of Thrombosis, 9th ed: American College of Chest Physicians Evidence-Based Clinical Practice Guidelines. Chest, 2012, 141(2 Suppl): e227S–e277S.

［ 4 ］ Autar R. A review of the evidence for the efficacy of Anti-Embolism Stockings (AES) in Venous Thromboembolism (VTE) prevention[J]. Orthop Nurs, 2009, 13(1): 41–49.

［ 5 ］ Hansrani V, Khanbhai M, McCollum C. The prevention of venous thromboembolism in surgical patients[J]. Adv Exp Med Biol, 2017, (906): 1–8.

［ 6 ］ Scottish Intercollegiate Guidelines Network (SIGN). Prevention and management of venous thromboembolism. Edinburgh: SIGN. 2010 (Updated 2014).

［ 7 ］ Fagarasanu A, Alotaibi G, Hrimiuc R, et al. Role of Extended Thromboprophylaxis After Abdominal and Pelvic Surgery in Cancer Patients: A Systematic Review and Meta-Analysis [J] . Annals of Surgical Oncology, 2016, 23 (5): 1422–1430.

［ 8 ］ Gaston S, Walker M. Venous Thromboembolism (VTE) Risk Assessment and Prophylaxis: A Comprehensive Systematic Review of the Facilitators and Barriers to Healthcare Worker Compliance with Clinical Practice Guidelines in the Acute Care Setting [J]. JBI Database of SystemRev Implement Rep, 2012, 10(57): 3812–3893.

［ 9 ］ Lobastov K, Barinov V, Schastlivtsev I, et al. Validation of the Caprini risk assessment model for venous thromboembolism in high-risk surgical patients in the background of standard prophylaxis[J]. Vasc Surg Venous Lymphat Disord, 2016, 4(2): 153-160.

［10］周亚婷，史颜梅，白琳等. 两种血栓风险评估模型在住院患者深静脉血栓形成中的预测价值研究［J］. 解放军护理杂志，2018，35（4）：27-47.

［11］Joanna Briggs Institute. Joanna Briggs Institute Practice Application of Clinical Evidence System Adelaide. Joanna Briggs Institute, 2008, Available from: http://paces. jbiconnectplus. org/.

［12］Jayasekara R. Evidence Summary. Venous Thromboembolism: Prevention and Prophylaxis. The Joanna Briggs Insti-tute EBP Database. JBI@Ovid, 2017, JBI4143.

［13］National Institute for Health and Clinical Excellence (NICE) clinical guideline 92 (CG92). Venous thromboembolism-reducing the risk of venous thromboembolism (deep vein thrombosis and pulmonary embolism) in patients admitted to hospital. NHS, 2010.

［14］National Institute for Health and Care Excellence (NICE)Pathways. Reducing venous thromboembolism risk in hospital patients, 2016.

［15］李雪阳，张莉萍. 预防术后深静脉血栓的物理方法研究进展［J］. 护士进修杂志，2017，21（32）：1938-1941.

（张　琦）

基于证据的营养风险筛查与干预的实施与改进

一、背景与意义

营养失调（malnutrition）是指"一个人摄入能量和（或）营养素的不足、过度或不平衡"。在临床实践中，营养失调通常指营养不良（undernutrition），即一个人摄入热量和（或）营养素的不足。研究表明，营养不良可增加并发症发生率、住院时间和费用，降低生活质量。营养不良在住院患者和外科患者中非常常见。成人住院患者营养不良发生率高达20%～50%。我国对15 098例住院患者的调查显示，营养不良发生率为12%。减少营养不良的发生率对患者的康复很重要。研究表明，营养风险筛查与干预措施相结合可以减少住院患者的营养不良。与无营养风险的患者的3.0%相比，有营养风险的患者的死亡率为28.6%。因此，对住院患者，尤其是胃肠外科患者进行营养风险筛查，并进行合理的早期营养干预是必要的。

欧洲临床营养与代谢学会建议使用经验证的工具进行营养风险筛查和营养评估，营养风险筛查（NRS-2002）工具被认为更适合三级医院使用。在中国进行的2项大型调查研究表明，该工具是有效的，适合81.6%～99.2%的患者。中华人民共和国国家卫生健康委员会（原卫计委）也建议使用该量表对住院患者进行营养风险筛查。早期营养干预包括术前营养支持和术后早期进食。指南指出，即使需要推迟手术，在胃肠道手术前7～14天的营养支持对有严重营养风险的患者也是有益的。术后，患者应在24小时内重新开始肠道喂养，如正常进食或口服营养补充。

本案例将在拟行消化道手术的患者中开展基于证据的营养风险筛查和营养干预，旨在提高护士营养相关知识与信息，以及基于证据的实践行为，向患者提供更为全面的营养相关知识、信息与获取途径，以期促进患者营养方面改善。

二、实施场所介绍

本项目在复旦大学附属中山医院的2个普通外科病房进行，每月收治胃肠手术患者约200例。该院护理信息系统由医院自主研发设计，包含护理评估模块，能够根据临床需求，添加或者修改相关内容。证据应用前后纳入拟行消化道手术的所有成年患者与所在病区所有护士。患者纳入标准为：① 年龄≥18周岁；② 门诊入院患者；③ 拟行消化道手术者。护士纳入标准为：调查期间在实施场所工作的所有在职护士。

三、实施方法学

本研究遵循澳大利亚JBI最佳证据临床应用程序，证据实施采用GRiP理论方法。通过建立项目团队，根据证据提供的审查指标进行基线审查。分析基线审查的结果，制定实施策略，解决基线审查中发现的审查指标未依从的问题。本项目开展2轮证据应用后审查，证据应用后第一次审查用以评估为改进实践而实施的干预措施的效果，证据应用后第二次审查用以评估实施策略的持续有效性。

四、实施过程

（一）情景分析

该项目开展前，病房尚未开展营养风险筛查及根据筛查结果的营养干预措施。对于外科患者而言，因其年龄、营养受损状态、疾病严重程度存在不同情况的营养风险，在医疗资源有限的前提下，建议通过识别存在营养风险的患者，予以营养支持，以减少手术后出现相关临床结局的可能性。

（二）构建方案

通过检索获得JBI在线临床治疗及护理证据网络（Clinical Online Network of Evidence for Care and Therapeutics, JBI COnNECT+）数据库关于消化道手术患者营养筛查及干预的2篇证据总结，选择其中3条相关证据，汇总如下：① 有许多有效的筛查工具适用于筛查住院患者的营养不良，临床判断应告知工具的选择（Ⅱ级证据）；② 严重营养风险的消化道手术应接受术前7～14天的营养支持（Ⅳ级证据）；③ 所有消化道手术患者术后24小时内可进食正常食物或肠内喂养（口服营养补充或管饲）（Ⅰ级证据）。基于证据，制定6条审查指标（表3-3-1）。

表 3-3-1　审查指标

序号	临床审查指标	审查方式
1	指标1：使用一份经过验证的筛查工具识别营养风险患者	审查患者文件，并统计通过有效筛查工具进行营养风险筛查的患者人数
2	指标2：患者及其照护者接受有关营养不良的教育	调查了接受营养不良和营养支持教育和信息的患者和家庭人数
3	指标3：护士接受过有关手术患者营养风险筛查的教育与信息	调查接受外科患者营养风险筛查教育和信息的护士人数
4	指标4：护士接受过有关外科患者营养支持的教育与信息	调查接受外科患者营养风险筛查教育和信息的护士人数
5	指标5：对消化道手术术前存在严重营养风险的患者进行7～14天的术前营养支持	回顾患者资料，统计术前至少7天接受营养支持的高危患者人数
6	指标6：消化道术后患者在24小时内进行口服或肠内喂养	查阅患者资料，统计术后24小时内开始口服或肠内喂养的患者人数

在临床中运用审查指标实施临床审查，分析基线数据，分析障碍因素，制定实施策略。

（三）执行实施方案

1. 组建项目团队与实施基线审查

确定项目利益相关人群，成立项目团队。项目组由护理部、普外科、营养科、网络中心人员组成，共12人：1名项目负责人，负责项目的管理和时间安排；1名护理主管，负责领导和授权；1名营养师，负责营养培训；1名网络工程师负责网络平台实施；1名护士长和1名骨干护士（来自每个病房）负责项目实施和数据收集；1名主任和1名医生。小组会议在项目开始时和每个月定期举行，讨论项目的进展、障碍和策略。在对整个方案进行仔细讨论和安排后，纳入患者开展基线审查。

实施基线审查，本项目提取的3条证据共转为6条审查指标，通过医疗文书记录查阅、问卷调查等方式，评价各审查指标依从性，以"是""否"为评价结果。

基线审查时间为一周，连续纳入符合条件的审查对象。在进行审查前，对所有负责收集数据的护士进行教育和培训。与医生和营养师举行小组会议，讨论营养干预措施。表3-3-1显示了本项目中使用的审查指标（基线审查、证据应用后第一次审查和证据应用后第二次审查），以及衡量每项审查指标是否符合最佳做法的样本和方法的说明。

基线审查对38名护士、62名患者拟行消化道手术患者进行审查，基线审查数据被输入JBI的PACES系统。

2. 分析审查结果

分析审查结果，如图3-3-1所示：

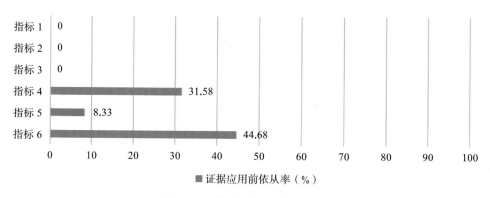

图3-3-1　证据应用前基线审查

6项审查指标中有3项的依从率为0。所有患者均未接受营养风险筛查以确定营养风险，所有患者及其照护者均未接受营养不良相关培训。此外，没有护士接受过有关外科患者营养风险筛查的教育和信息。38名护士中有12名（31.58%）接受了有关外科患者营养支持的教育和信息。62例患者中有12例存在严重的营养不良风险，只有1例（8.33%）接受了7天以上的术前营养支持。62例患者中47例接受了胃肠手术，只有21例（44.68%）在24小时内接受了肠道喂养。

3. 制定实施策略与产生实践变革

第二阶段为期10周，根据基线审查结果，确定主要障碍因素，针对障碍因素制定变革策略。通过审查小组会议，将现有最佳证据整合到护理实践中，在临床实践中执行实施策略，并产生实践变革。

（1）障碍因素1　护士缺乏意识和工具来评估计划手术患者的营养风险。障碍因素1来源于审查指标1的基线审查结果分析。针对障碍因素制定变革措施，既选择合适筛查工具，构建信息化平台。在此变革阶段项目组基于证据选择由欧洲肠内肠外营养学会（ESPEN）推荐的营养筛查量表NRS-2002，该量表被证明适用于99%以上的中国住院患者，同时也被我国卫生行业标准推荐。将该量表电子化，嵌入护理信息系统与医院信息系统（图3-3-2），构建信息化平台（图3-3-3）。在护理信息系统中包括3个部分，分别为"NRS-2002营养风险筛查表"用于患者筛查；"NRS-2002营养风险筛查审核表"用于质量控制；"NRS-2002营养风险筛查汇总表"用于查看单个患者不同时间节点筛查结果。医院信息系统包括2个部分，分别为"营养高风险患者提示"用于提醒医生关注患者营养风险状态（图3-3-4）；"营养高风险患者查询"用于查询全病区患者营养风险情况。在此变革阶段所需资源由病房采用中文版NRS-2002作为有效的筛查工具，使用有关NRS-2002的教育材料和幻灯片，以及营养学家和项目负责人制定的培训教程对所有护士进行培训。变革效果为所有护士都接受了营养风险筛查培训。NRS-2002嵌入护理信息系统并与医院信息系统连

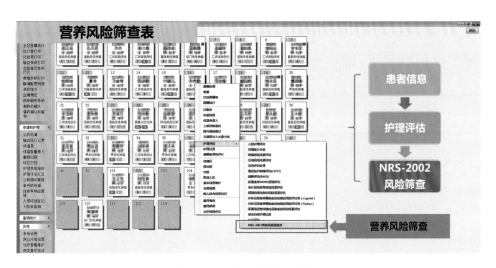

图3-3-2　护士端评估界面1

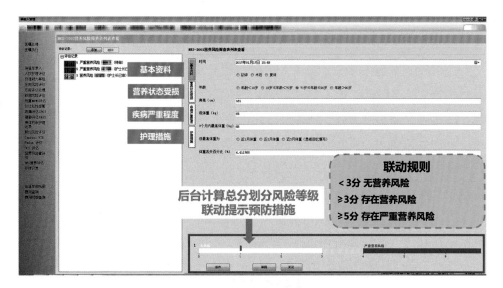

图3-3-3　护士端评估界面2

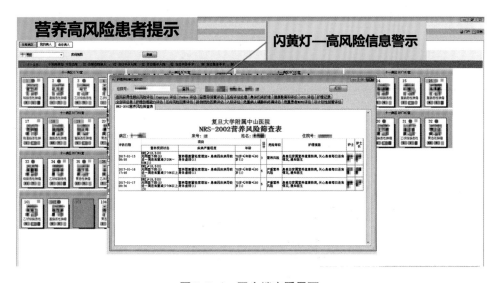

图3-3-4　医生端查看界面

接。2个病区的护士均使用NRS-2002评估拟行胃肠手术的患者的营养风险。

（2）障碍因素2　患者及其家属不了解或不感兴趣营养不良内容，患者及家属人数众多，覆盖面不足。障碍因素2来源于审查指标2的基线审查结果分析。针对障碍因素制定变革措施，即开展多途径的患者及照顾者健康教育。在病区放置术后营养、口服营养补充制剂等营养相关展板；制作营养宣传单页供有需求的患者取阅，内容包括营养不良、体重监测、肠内肠外营养、住院膳食详解、口服营养补充制剂介绍及日常监测等内容（图3-3-5）；开发微信平台，将纸质材料电子化，患者扫描二维码即刻获得营养相关教育与信息（图3-3-6）；定期举办患教会，由临床医生、护士、营养师组成营养健康教育小组，每周面向患者及家属展开营养相关健康教育（图3-3-7）。为患者提供宣传册、海报、BMI监测圈板，建立微信群，所有患者及其家属均可在病房接受营养不良、体重监测、术前术后饮食等教育，且可以通过智能手机获取各种教育资料。

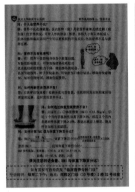
营养不良＆体重监测

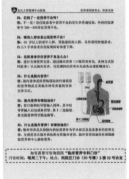
营养不良＆肠内肠外营养

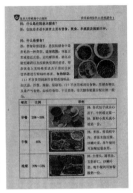
住院膳食-1
普食＆软食

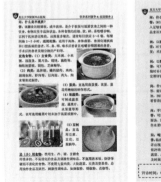
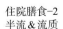
住院膳食-2
半流＆流质

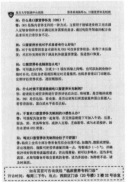
口服营养补充制剂

图3-3-5　多途径患者及照顾者健康教育——宣传单页

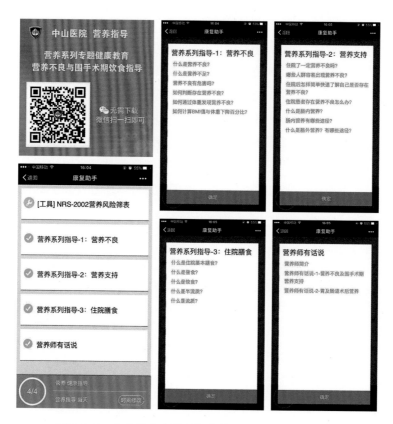

图 3-3-6　多途径患者及照顾者健康教育——微信平台

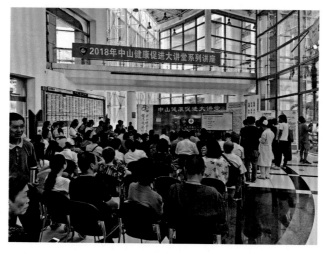

图 3-3-7　多途径患者及照顾者健康教育——中山健康促进大讲堂

（3）障碍因素3 护士缺乏营养风险筛查与营养支持相关知识，且护士人数较多，分布在不同病区。障碍因素3来源于审查指标3、4的基线审查结果分析。采取的变革措施是制定规范流程，线上线下分层次培训护士，具体措施包括制定《NRS-2002营养风险筛查量表评估细则》，统一筛查时点、筛查频率；制定《营养筛查—提醒—处置流程》（图3-3-8）为临床护士提供依据。开展同质化培训，针对量表中需要护士根据患者实际情况评判的条目进行强化培训，给予详细计算法则与参考。开展护理部—病区—护士的层级培训，并下发纸质资料与电子资料，保证人人学习，人人掌握。此阶段变革所需资源是由项目组营养师、临床医生和护士制定的电子和纸质培训材料。变革效果为所有护士均接受营养不良及营养筛查知识的教育和培训。这一措施有助于护士提高对营养不良和营养筛查重要性的知识和认知。

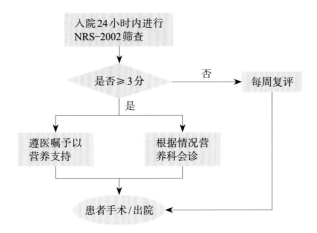

图3-3-8 营养筛查—提醒—处置流程

（4）障碍因素4 医生对审查指标"在手术前7～14天为高危患者提供术前营养支持"的认同度不高。障碍因素4来源于审查指标5的基线审查结果分析。主要变革措施是联合多学科团队开展术前营养干预，具体措施：项目组召开启动会，为医生提供术前营养支持的最佳实践证据和口服营养补充剂清单。根据临床实际情况，配合医生制定营养方式判断流程（图3-3-9）、营养筛查和营养支持流程（图3-3-10）。将营养高危患者的筛查结果与医生工作站进行链接，提醒医生关注NRS-2002评分≥3分患者的营养状况。向医生提供

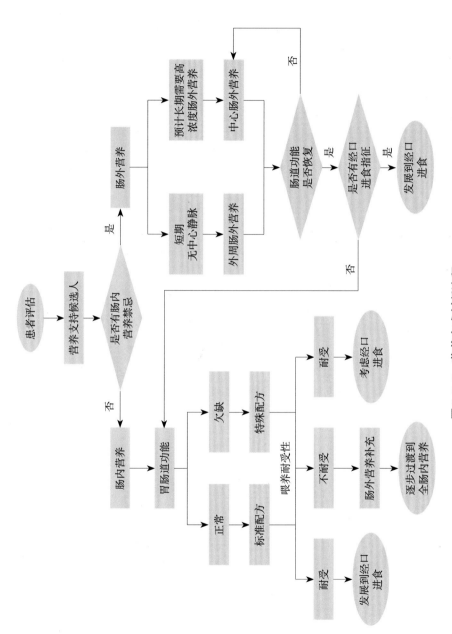

图3-3-9　营养方式判断流程

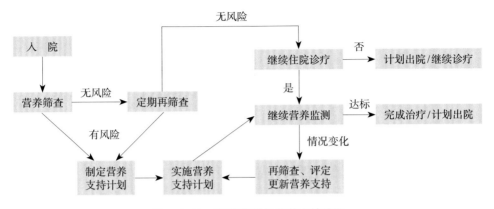

图3-3-10 营养筛查与营养支持流程

JBI最佳实践证据和口服营养补充剂清单，医生根据患者营养风险评估结果及疾病情况开具营养支持相关医嘱，并获得科室主任支持。与IT部门合作帮助实现护理信息系统与医院信息系统的信息互联。

（5）障碍因素5 部分医生对早期食物摄入缺乏认识，或担心早期进食可能对患者造成负性影响。障碍因素5来源于审查指标6的基线审查结果分析。主要变革措施是多学科团队合作术后尽早开放饮食，具体措施包括：向医生提供有关早期食物摄入的最佳实践证据和口服营养补充剂清单；举行小组会议，团队达成共识在无禁忌证的情况下，尽早开放饮食；与医疗管理部门合作，规范口服营养补充剂的使用流程，包括营养筛选、知情同意和医嘱。此阶段变革所需资源是向医生提供JBI最佳实践证据和口服营养补充剂列表，且获得到科室主任支持。变革效果为医生能够知晓院内的口服营养补充剂的列表，部分医生综合分析患者情况，下达24小时内口服或肠内喂养医嘱。

（四）资料分析与效果评价

1. 资料分析

证据应用后第一次审查结果如图3-3-11所示，所有审查指标依从率均有不同程度的提高。与营养筛查工具、患者及其家属营养不良教育和护士营养筛查教育相关的审查指标1～3的依从率从0提高到100%。关于护士营养支持教育的审查指标4的依从性从32%提高到100%。关于术前营养支持的审查指标5的依从性由8%提高到50%，关于术后早期进食的审查指标6的依从性由45%提高到56%。

证据应用后第二次审查在第一审查后的 10 个月进行，旨在检查变革中取得的积极成果是否持续作用于临床。如图 3-3-11 所示，审查指标 1 ～ 4 的依从率为 100%，与证据应用后第一审查的结果相似。然而，审查指标 5 的依从性从 50% 下降到 0，审查指标 6 的依从性从 56% 下降到 48%。

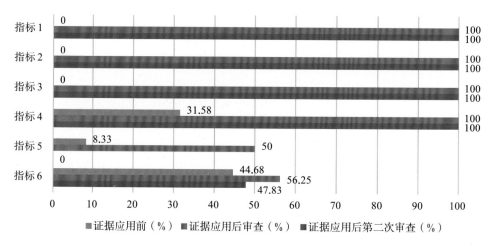

图 3-3-11　证据应用前后依从率

2. 效果评价

证据应用前后 6 条审查指标结果见图 3-3-11，应用后审查指标 1、2、3、4 上升至 100%，并且持续保持，审查指标 5、6 在证据应用后第一次审查依从率上升，证据应用后第二次审查依从率下降。

收集证据应用前、证据应用后第一次审查与第二次审查术前营养支持时间与术后禁食时间进行统计学分析。证据应用前术前营养支持时间为 4.59±2.65（天），证据应用后第一次审查为 5.29±2.36（天）。证据应用前，术后禁食时间为 75.31±61.91（小时），证据应用后第一次审查与第二次审查后分别为 74.78±66.87（小时）、66.93±54.98（小时）。差异均无统计学意义。

本项目中，根据目的和目标，确定了 5 个证据临床转化的主要障碍，并制定和实施了多项策略来解决这些障碍。证据应用后审查结果表明，大部分障碍都得到了解决，项目目标顺利实现。如后续第二次审查结果所示，大多数目标即使在 10 个月后仍得以维持。证据应用后第二次审查中仅 1 名拟行消化道手术患者的营养风险为高危，且该名患者最终未手术，故无法计算术前营养支持时间进行比较。

五、信息化应用推行

信息化是营养筛查的重要推进和维持手段。将营养筛查量表的电子化，嵌入护理信息系统，利用计算机后台抓取年龄、身高、体重等基本资料，自动计算体重丢失百分比，逻辑判断各维度得分。后台自动计算总分划分风险等级，联动护理措施。筛查完成后，医生、护士可通过各自操作平台查看患者详细信息。

随着我院信息化的发展，临床护理引入基于护理标准术语临床决策支持系统，通过系统性评估患者，程序将依据患者阳性体征自动判断风险因子，筛查风险等级，推送关键护理措施集，包含建议措施内容、建议操作频次，自动安排措施工作任务及执行时间；并实现根据患者饮食状态的改变重新评估患者风险等级，予以预警提醒。

六、长效机制与指标

1. 长效机制

（1）制定规章制度　该项目成功地将营养风险筛查纳入住院患者常规筛查，改变了护理规章制度与流程。在证据应用后第一审查中，两个病房100%的护士能够在入院后24小时内使用该工具对患者进行评估。同时，制定并实施了营养风险筛查流程和制度。在10个月后进行的第二次审查中，这一积极结果也得以维持。

（2）信息化手段辅助　流程信息化是最佳证据能够持续应用于临床的技术关键。借助信息系统，最大程度地减少人为计算误差，缩短评估时间，后台计算总分并划分风险等级，联动护理措施能够为临床护士提供参考，有利于护士简单、快速地进行临床评估与判断。筛查完成后，可实现医护平台的数据互通、共享，有利于医护沟通合作。所有患者数据后台存储，可随时查阅，可以依据需求分析不同患者的营养状态，提高数据利用率。

2. 形成专项指标

住院营养风险筛查率=同期住院患者接受营养风险筛查的人数/统计周期内住院患者总人数×100%。住院营养风险筛查率由计算机后台自动抓取分子、分母数据，计算得出。分子为统计周期内接受过营养风险筛查的住院患者人数，即该患者接受过营养风险筛查，计数为"1"，若多次评估仍为"1"，如未评估则计数为"0"。分母为统计周期内住院患者总人数，即统计周期初住院患者人数加上统计周期内新入院患者总人数。

七、案例特色

本案例是基于证据的最佳证据应用，遵循澳大利亚JBI卫生保健中心最佳证据临床应用程序实现证据临床应用与实践变革。

在系统层面该项目成功地将营养风险筛查纳入住院患者常规筛查，是确保该策略能够持续的长效机制。在实践者层面实现了不同程度的变革，在护士方面，提高了他们对营养风险筛查、营养不良和营养干预的知识和认知；在医生方面，他们作为多学科团队成员参与实践变革过程。在患者层面，提高了患者及其家属对营养不良、营养支持和医院特殊饮食的知识、认知，丰富了他们获取知识的途径。证据应用项目的成功需要多部门多学科合作，组建跨学科团队，促进医护合作是最佳证据应用的重要步骤，各学科分工合作是最佳证据应用的关键与难点。

在本实施场所，ERAS-营养项目实施清单至少包含以下6个方面内容：① 基于证据的评估工具：NRS-2002；② 信息化平台：自主研发或引入系统；③ 知识提升：全院全员培训、分层培训；④ 多学科团队：护士、医生、营养师、网络工程师；⑤ 传播方式：视频、宣传手册、康复助手App、健康教育宣讲会；⑥ 长效机制：规章、制度、流程、信息化。

—— 参·考·文·献 ——

[1] Barker LA, Gout BS, Crowe TC. Hospital malnutrition: prevalence, identification and impact on patients and the healthcare system. Int J Environ Res Public Health. 2011; 8(2): 514-527.

[2] Chen ZL. Initiation of Pre and Post Operative Feeding in Patients Following Gastrointestinal Surgery[J]. THE JOANNA BRIGGS INSTITUTE, 2015, (11): 1-3.

[3] Desiderio J, Stewart C L, Sun V, et al. Enhanced Recovery after Surgery for Gastric Cancer Patients Improves Clinical Outcomes at a US Cancer Center[J]. J Gastric Cancer, 2018,

18(3): 230-241.

［４］Ferguson M, Capra S. Nutrition screening practices in Australian hospitals[J]. Aust J Nutr Diet. 1998, 55: 157-159.

［５］蒋朱明，陈伟，朱赛楠，等．我国东、中、西部大城市三甲医院营养不良（不足）、营养风险发生率及营养支持应用状况调查［J］．中国临床营养杂志，2008，16（06）：335-337.

［６］Khanh-Dao Le L. Evidence Summary. Initiation of Pre and Post-operative Feeding: Following Gastrointestinal Surgery. The Joanna Briggs Institute EBP Database, JBI@Ovid. 2019; JBI4038.

［７］Kondrup J, Allison SP, Elia M, et al. ESPEN guidelines for nutrition screening 2002[J]. Clinical nutrition, 2003, 22(4): 415-421.

［８］Lizarondo L. Malnutrition in Surgical Patients: Screening[J]. THE JOANNA BRIGGS INSTITUTE, 2015, (9): 1-4.

［９］Waitzberg DL, Caiaffa WT, Correia MI. Hospital malnutrition: the Brazilian national survey (IBRANUTRI): a study of 4000 patients. Nutrition, 2001, 17(7-8): 573-580.

［10］World Health Organization. What is malnutrition. 2016. http://www. who. int/features/qa/malnutrition/en/.

［11］中国加速康复外科专家组．中国加速康复外科围术期管理专家共识（2016版）［J］．中华消化外科杂志，2016，15（6）：527-533.

［12］中华人民共和国卫生行业标准．临床应用风险筛查［S］．中华人民共和国国家卫生和计划生育委员会，2013，2013-4-18.

［13］虞正红，张琦，徐建鸣，等．医护合作静脉血栓栓塞管理信息化平台的设计与应用［J］．中国护理管理，2018，18（03）：387-390.

（张　琦）

基于证据的预防肺部并发症管理策略的实施与改进

一、背景与意义

术后肺部并发症（postoperative pulmonary complications, PPCs）是指出现在术后的一系列呼吸系统症状的总称，包括肺不张、肺水肿、肺炎、支气管炎、支气管痉挛、ARDS、呼吸衰竭、肺栓塞以及基础慢性肺部疾患加重等。PPCs在手术患者中的发病率较高，2008年一项对414家美国医院所有手术患者的数据库进行调查发现，每8例择期手术患者中约有1例发生PPCs，导致手术的平均费用增加了约717美元。相关数据表明普外科患者PPCs的发生率为5%～10%，在某些高危的手术患者中可高达20%。腹部手术患者并发术后肺炎，其死亡率是无并发肺炎者的10倍，且PPCs与患者术后30天再入院率呈高度相关，是导致住院老年患者长期生存率缩短的重要原因。现有研究结果证明PPCs是与不良预后相关的最重要的因素之一，其可导致患者住院时间延长、增加再住院率和病死率，对患者的健康和经济状况造成双重影响。

预防PPCs的发生对改善患者的预后和减轻社会经济负担具有重要意义。术后患者发生PPCs的风险较高，而临床上预防措施不足。有证据表明，多种策略可以降低PPCs的发生风险，在围术期对患者进行多方面的护理干预有助于降低患者PPCs的发生率。而如何实施适于临床应用的预防策略，降低手术患者的PPCs，改善其预后，是临床医生与护士共同关注的问题。本研究将预防术后PPCs的最佳证据应用于临床工作，旨在增加护士预防术后PPCs的知识和技能，实施围术期PPCs预防的最佳护理实践，以提高患者术后肺部并发症预防和健康教育的护理质量。

二、实施场所介绍

本项目在复旦大学附属中山医院普外科病区实施，该病房每月收治约80

例腹部手术患者，主要为接受胰腺疾病手术的患者。

三、实施方法学

本研究遵循澳大利亚Joanna Briggs Institute（JBI）最佳证据临床应用程序，证据实施采用GRiP理论方法。通过建立项目团队，根据证据提供的审查指标进行基线审查。分析基线审查的结果，制定实施策略，解决基线审查中发现的审查指标未依从的问题。证据应用后审查，以评价为改进实践而实施的干预措施的效果。

四、实施过程

（一）情景分析

该项目开展前，病房以上腹部手术为主的患者发生PPCs的风险较高。该病房的护士对腹部手术后患者发生PPCs相关知识了解不足风险不了解，仅有少数患者在术前接受预防PPCs的教育和培训。因此，本项目拟通过建立预防PPCs的循证护理策略，提高患者术后肺部并发症预防和健康教育的护理质量。

（二）构建方案

通过检索获得JBI在线临床治疗及护理证据网络（Clinical Online Network of Evidence for Care and Therapeutics, JBI COnNECT+）数据库中关于术后肺部并发症预防的证据总结及证据应用推荐意见，提取其中8条关键证据。基于证据制定审查指标。在临床中运用审查指标实施临床审查，分析基线数据，分析障碍因素，制定实施策略，审查指标如表3-4-1所示。

表 3-4-1 审查指标

证　　据	临床审查指标
1. 护士对发生术后肺部并发症的高危患者进行危险度评估并记录评估结果（Level 1, Grade A）	1. 护士对发生术后肺部并发症的高危患者进行危险度评估并记录评估结果
2. 护士应接受有关术后肺部并发症高危患者危险度评估的培训（Level 1, Grade A）	2. 护士应接受有关术后肺部并发症高危患者危险度评估的培训

（续　表）

证　据	临床审查指标
3. 护士应接受有关术后肺部并发症预防的教育培训和信息（Level 1, Grade A）	3. 护士应接受有关术后肺部并发症预防的教育培训和信息
4. 患者和（或）家属应在术前接受有关减少术后肺部并发症相关措施的健康教育（Level 1, Grade A）	4. 患者和（或）家属应在术前接受有关减少术后肺部并发症相关措施的健康教育
5. 患者和（或）家属应在术前接受有关呼吸功能锻炼的健康教育（Level 1, Grade A）	5. 患者和（或）家属应在术前接受有关呼吸功能锻炼的健康教育
6. 患者应在术前进行呼吸功能锻炼（Level 1, Grade B）	6. 患者应在术前进行呼吸功能锻炼
7. 患者应在术后早期下床活动（Level 2, Grade B）	7. 患者应在术后早期下床活动
8. 高危患者应在术后进行深呼吸锻炼或使用呼吸功能训练器（Level 2, Grade A）	8. 高危患者应在术后进行深呼吸锻炼或使用呼吸功能训练器

（三）执行实施方案

1. 组建项目团队与实施基线审查

组建项目团队，由护理部、医务处、普外科、网络中心、JBI（Joanna Briggs Institute）循证护理中心导师组成。设置项目负责人1名，接受过临床实证应用项目的系统培训，负责对组员进行质量审查方法学的培训，证据应用实施程序设计及进程掌控、数据汇总及分析等。医务处与护理部积极协调各部门推进措施落实，网络中心负责信息平台实施与推进。证据实施所在病区的护士4名，包括护士长1名、骨干护士3名，分别负责人员沟通、项目推广、行政支持和监督、护士培训、数据收集等。1名外科ICU病房的呼吸治疗师负责人员培训与咨询、提供专业技术支持。

实施基线审查，项目提取的8条证据转化为8条审查指标，在质量审查中采用以下方法收集资料。① 审查指标1通过电子护士工作站记录查询，查阅电子护士工作站中的评估记录判定；② 审查指标4、5、6、7、8通过反馈患者和家属信息判定。③ 审查指标2、3通过访谈确认护士是否接受过预防术后肺部并发症相关教育培训。所有审查指标均以"是""否"为评价结果。

对18名护士、20例胰腺手术患者进行基线审查。调查表由项目负责人根据审查指标设计，分为护士（13条目）和患者（11条目）2个版本，每个问题为"知道""不知道"二分类答案。部分问题直接与审查指标对应，部分问题通过考察术后肺部并发症预防的相关知识和技能，来间接判断是否达到审查指标。由3名组员负责收集数据，患者版问卷收集资料的时间为患者出院前一天。

2. 基线审查结果

分析基线审查结果，如图3-4-1所示：

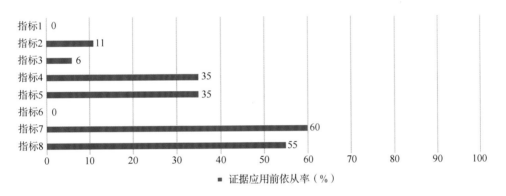

图3-4-1　证据应用前基线审查

3. 制定实施策略与产生实践变革

分析基线审查结果，明确目前存在的主要问题，通过2次审查小组会议，应用GRiP（The Getting Research into Practice）模式识别证据应用过程中的障碍，并制定相应的对策。

（1）障碍因素1　病区护士和医生未意识到PPCs在普外科术后患者中的严重性。针对障碍因素制定变革策略，实施变革措施有：① 采用PPT集中授课：根据内外科患者病情的特异性，查阅文献与循证证据，向科室医护人员介绍PPCs的概念，在外科术后患者中的发生率以及相关不良健康结局等知识。② 制作电子版的学习资料：由病区护士长通过微信群发给科室工作人员学习。③ 晨间学习：通过晨间小讲课的形式确保每位护士都接收到相应信息。④ 晨间提问：护士长通过晨间提问来了解护士PPCs知识掌握情况，督促护士的学习。⑤ 相关资源：电子版课件。

（2）障碍因素2　护士缺乏有关PPCs预防及肺功能康复锻炼的知识和技能。针对障碍因素制定变革策略，实施变革措施有：① 采用Train-the-Trainer形式：邀请呼吸治疗师为普外科护士长及病区骨干护士讲授PPCs的预防措施及实施肺功能康复锻炼的方法。② 科内培训：由病区骨干护士提供2次科室内培训，利用晨间和午间时间，以不占用护士实施治疗及护理的时间，确保每位护士均接受相应的技能培训。③ 电子版宣教材料：编制电子版呼吸功能锻炼健康教育方法材料（深呼吸、有效咳嗽、拍背/震颤排痰），方便护士的学习和巩固。④ 晨间考核：护士长晨间考核护士对呼吸功能锻炼方法的掌握程度。⑤ 相关资源：PPT课件、电子版呼吸功能锻炼学习资料。

（3）障碍因素3　缺少PPCs危险度的评估工具。针对障碍因素制定变革策略，实施变革措施有：① 使用ARISCAT 7条目评估工具：基于现有的文献证据，查找并确定适合临床使用的PPCs评估工具——中文版ARISCAT 7条目评估工具。② 评估项目：包含年龄、术前SpO_2，术前1个月呼吸道感染史、术前贫血、手术部位、手术时间、是否为急诊手术等。③ 评估频率和危险分级：术前1天评估；根据总分分为低、中、高，3个危险度等级。④ 根据护理评估落实相应措施：评低危险度患者，术前由护士实施相关健康宣教，指导患者术前呼吸功能锻炼；中、高危险度患者，护士指导患者术前掌握呼吸功能锻炼方法，并在术后协助患者继续进行呼吸功能锻炼。⑤ 落实PPCs危险度评估工具的培训：利用晨间及午间时间，病区骨干护士集中培训评估工具的使用方法，并且针对使用中遇见的问题，项目负责人及骨干护士及时解答。⑥ 相关资源：中文版的ARISCAT评估工具（表3-4-2）、ERAS-肺部并发症预防质控流程（图3-4-2）。

表3-4-2　术后肺部并发症危险度评分表

风险因素	风险分层	风险评分点
1. 年龄	≤ 50	0
	51 ～ 80	3
	> 80	16

（续 表）

风险因素	风险分层	风险评分点
2. 术前SpO$_2$	≥96%	0
	91%～95%	8
	≤90%	24
3. 术前1个月发生呼吸道感染	否	0
	是	17
4. 术前贫血	Hb > 10 g/dL	0
	Hb ≤ 10 g/dL	11
5. 手术部位	外周	0
	上腹部	15
	开胸	24
6. 手术时间	≤2 h	0
	> 2～3 h	16
	> 3 h	23
7. 急诊手术	否	0
	是	8

备注：7项综合评分点：< 26分，低危险度；26～44分，中危险度；> 44分，高危险度

（4）障碍因素4 患者缺乏有关PPCs危险性的知识和呼吸功能锻炼相关知识。针对障碍因素制定变革策略，实施变革措施有：① 完善健康宣教内容：护士加强对患者术前PPCs预防的健康宣教，在术前教会患者进行呼吸功能锻炼（深呼吸、有效咳嗽、拍背/震颤排痰）的方法。② 发挥宣传海报栏作用：制作PPCs预防的宣传页，贴在每个病房的墙上；制作呼吸功能锻炼的展板（图3-4-3），置于病区走廊。③ 制作并拍摄呼吸功能锻炼视频：制作拍背咳痰的小视频及呼吸功能锻炼方法的电子版，上传病区健康教育的微信平台，并将视频二维码贴于每间病房，有利于患者宣教资料的获得和学习。④ 相关资源：宣传页、展板、小视频、微信平台。

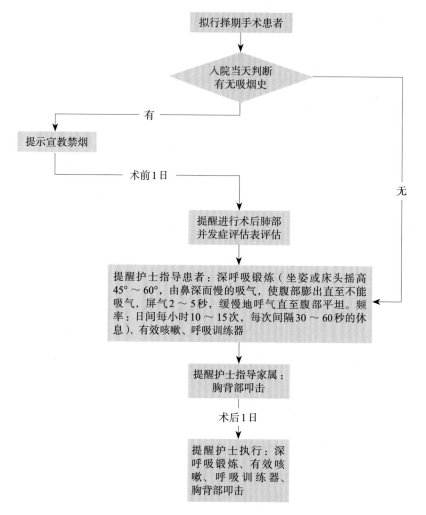

图3-4-2　肺部并发症预防质控流程

（5）障碍因素5　患者对术前进行呼吸功能锻炼的依从性低。针对障碍因素制定变革策略，实施变革措施有：① 加强患者健康宣教：通过宣传资料和护士现场指导，使患者了解术前进行呼吸功能锻炼的意义和重要性。② 发挥家属主观能动性：健康宣教过程中纳入患者家属，促使患者家属参与患者呼吸功能锻炼过程，起到提醒和监督的作用。③ 制作深呼吸锻炼记录卡：鼓励患者记录练习次数，以提高患者锻炼的依从性，患者使用呼吸功能训练器情况见图3-4-4。④ 相关资源：深呼吸健康教育相关资料，记录卡。

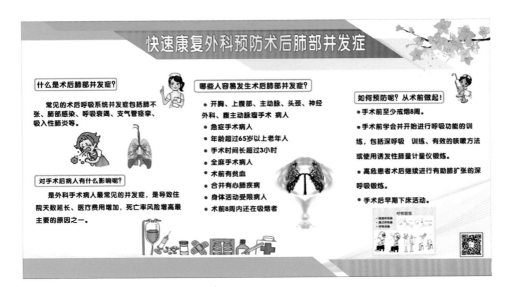

图3-4-3 病区宣传栏

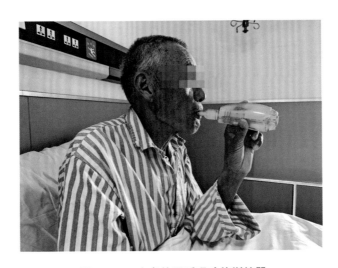

图3-4-4 患者使用呼吸功能训练器

（6）障碍因素6 患者早期下床活动依从性较低。针对障碍因素制定变革策略，实施变革措施有：① 增加宣教的频率与内容：尽量使患者从认知层面了解术后早期下床活动的意义与重要性。② 病区走廊地面粘贴步行距离提示标志：鼓励并协助患者下床步行，提供步行距离量化工具。③ 相关材料：病区走廊健康步道。

（四）资料分析与效果评价

证据应用10周后再次审查，纳入与证据应用前审查相同的样本量，使用相同的研究工具，同样的资料收集方法进行审查。

1. 护士培训的审查

护士对发生PPCs的高危患者进行危险度评估并记录评估结果为89%；护士应接受有关PPCs高危患者危险度评估的培训为100%；护士应接受有关PPCs预防的教育培训和信息为100%，表明变革措施有效落实。

2. 患者健康教育情况的审查

患者和（或）家属应在术前接受有关减少PPCs相关措施的健康教育审查结果为100%；患者和（或）家属应在术前接受有关呼吸功能锻炼的健康教育审查结果为100%；患者应在术前进行呼吸功能锻炼审查结果为85%；患者应在术后早期下床活动审查结果为85%；高危患者应在术后进行深呼吸锻炼或使用呼吸功能训练器审查结果为85%。

3. 项目实施前后对照结果

该循证实践提升了护士预防PPCs的相关知识和技能，也显著提高了手术患者对PPCs的认识和呼吸功能锻炼及术后活动的依从性。该项目表明，采用多种策略和多种模式的患者教育，对患者及其家属是可行的和有效的，见图3-4-5。

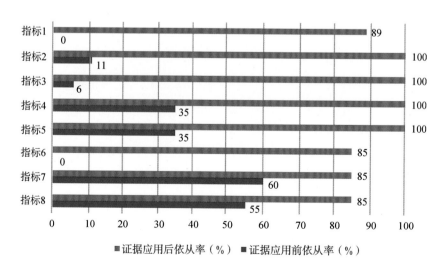

图3-4-5　项目实施前后对照结果

五、信息化应用推行

信息化是PPCs预防管理的重要推进和维持手段。将肺部并发症评估表整合到现有的护理信息系统中，对于外科择期手术患者，给予基于护理标准术语的PPCs辅助评估与智能推送预防措施。通过护士系统性评估患者，程序将根据患者阳性体征自动判断风险因素，包括患者病例信息的自动抓取，检验报告自动提取与判断。当医生开具手术医嘱，CCC系统识别后提醒护士进行健康宣教。手术结束后，AI识别手术记录，提醒护士进行PPCs风险评估，护士依据患者情况筛查出风险等级，系统自动推送关键护理措施集，包含建议措施内容、建议操作频次，并自动安排措施工作任务依时间执行，智能质控流程见图3-4-6。AI每半小时扫描病历系统，包括检查报告识别、药品识别、症状识别、检验、既往史识别智能判定患者PPCs风险等级，若发生变化，及时提醒护士进行相应处置（图3-4-7）。所有患者数据后台存储，可随时查阅，提高数据利用率。

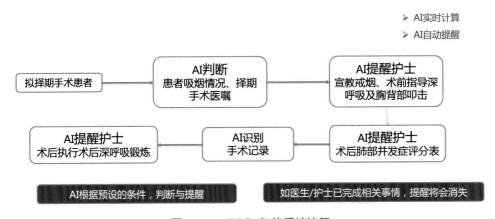

图3-4-6　PPCs智能质控流程

六、长效机制与指标

1. 信息化辅助

该项目成功地将PPCs风险评估嵌入到基于护理标准术语的临床决策支持系统中，并制定了相关的护理流程。利用计算机后台抓取吸烟史、性别、年龄、生

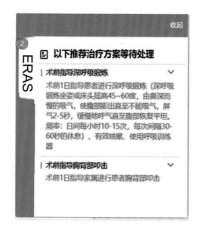

图3-4-7　术前呼吸功能锻炼提醒

命体征、检验结果和手术情况等资料，辅助护士评估，最大程度地减少人为计算误差，缩短评估时间，后台自动计算总分划分风险等级，联动集束化护理措施为临床护士提供参考，有利于护士简单、快速地进行临床评估与判断。

2. 形成PPCs管理质量标准

形成PPCs质量督查标准，共3个维度，15个条目，管理者根据现场督查情况进行打分，5分为非常好，4分为符合，3分及以下为不符合，不符合须注明原因，见表3-4-3。

表3-4-3　肺部并发症预防推广质量督查标准

项　目	基　本　要　求	评　分
预警和预防措施并发症评估	肺部并发症评估量表使用准确	5
	肺部并发症评估时机准确	5
	肺部并发症风险因素项目评估准确	5
	患者及家属的肺部并发症预防宣教落实	5
	高危患者有医生告知/交班提醒	5
	高危按照按要求落实预防措施	5
健康教育	病区内有预防肺部并发症健康教育处方/墙报	5
	病区内有肺部并发症培训计划及相关培训资料	5
	患者或家属知晓术前戒烟及控制呼吸道感染	5
	患者知晓正确的呼吸操方式并执行	5
	患者能正确有效咳嗽咳痰	5
评价标准	有肺部并发症预防护理常规	5
	有肺部并发症评估率指标	5
	有肺部并发症预防措施落实率指标	5

（续　表）

项　　目	基　本　要　求	评　分
评价标准	有肺部并发症发生率指标检测	5
总计		

七、案例特色

本案例是基于证据的最佳证据应用，通过检索证据，制定审查指标，实施基线审查发现最佳证据与临床实践的差距，分析主要障碍因素，进一步制定对策，逐步将证据应用于临床的过程，达到实现临床变革的目的。在此过程中，将实施策略借助信息化手段，将最佳证据整合、植入系统是提升效率、推动护理质量持续改进的有效方法。该项目实施的关键与挑战则是多学科合作与多部门协调，需要联合与借助多方力量共同实现改革。

在本实施场所，ERAS-PPCs项目实施清单至少包含以下7个方面内容：① 基于证据的评估工具：中文版ARISCAT评估工具；② 信息化平台：自主研发或引入系统；③ 知识提升：全院全员培训、分层培训；④ 多学科团队：护士、医生、呼吸治疗师、网络工程师；⑤ 多部门协调：收费管理科、设备科等；⑥ 传播方式：视频、宣传手册、网络信息平台；⑦ 长效机制：流程、信息手段。

参·考·文·献

［1］中国医师协会胸外科医师分会. 胸外科围手术期肺病并发症防治专家共识［J］. 中华胸心血管外科杂志，2009，25（4）：217-218.

［2］Canet J, Gallart L. Predicting postoperative pulmonary complications in the general population. Curr Opin Anaesthesiol, 2013, 26(2): 107-115.

［3］Canet J, Mazo V. Postoperative pulmonary complications. Minerva Anestesiol, 2010, 76(2): 138-143.

［4］Canet J, Gallart L, Gomar C, et al. Prediction of postoperative pulmonary complications in a population-based surgical cohort. Anesthesiology, 2010, 113(6): 1338-1350.

［5］Shander A, Fleisher LA, Barie PS, et al. Clinical and economic burden of postoperative pulmonary complications: patient safety summit on definition, risk reducing interventions, and preventive strategies. Crit Care Med, 2011, 39(9): 2163-2172.

［6］ Thompson DA, Makary MA, Dorman T, et al. Clinical and economic outcomes of hospital acquired pneumonia in intra-abdominal surgery patients. Ann Surg, 2006, 243(4): 547-552.

［7］ Manku K, Bacchetti P, Leung JM. Prognostic significance of postoperative inhospital complications in elderly patients. I. Long-term survival. Anesth Analg, 2003, 96(2): 583-589 Table of contents.

［8］ Sweitzer BJ, Smetana GW. Identification and evaluation of the patient with lung disease. Anesthesiol Clin, 2009, 27(4): 673-686.

［9］ 中国加速康复外科专家组. 中国加速康复外科围手术期管理专家共识（2016版）［J］. 中华消化外科杂志，2016，15（6）：527-533.

［10］ McAlister FA, Bertsch K, Man J, Bradley J, Jacka M. Incidence of and risk factors for pulmonary complications after nonthoracic surgery. Am J Respir Crit Care Med, 2005, 171(5): 514.

［11］ Mackay MR, Ellis E, Johnston C. Randomised clinical trial of physiotherapy after open abdominal surgery in high risk patients. Aust J Physiother, 2005, 51(3): 151-159.

［12］ Mazo V, Sabate'S, Canet J, Gallart L, de Abreu MG, et al. Prospective external validation of a predictive score for postoperative pulmonary compli-cations. Anesthesiology, 2014, 121: 219-231.

［13］ Hulzebos EH, Smit Y, Helders PP, et al. Preoperative physical therapy for elective cardiac surgery patients. Cochrane Database Syst Rev, 2012, 11: CD010118.

［14］ Katsura M, Kuriyama A, Takeshima T, et al. Preoperative inspiratory muscle training for postoperative pulmonary complications in adults undergoing cardiac and major abdominal surgery. Cochrane Database Syst Rev, 2015, (10): CD010356.

［15］ Monika Fagevik O, Helén A. Effects of training interventions prior to thoracic or abdominal surgery: a systematic review. Phys Ther Rev, 2012, 17(2): 124-131.

［16］ Cassidy MR, Rosenkranz P, McCabe K, et al. I COUGH: reducing postoperative pulmonary complications with a multidisciplinary patient care program. JAMA Surg, 2013, 148(8): 740-745.

［17］ van der Leeden M, Huijsmans R, Geleijn E, et al. Early enforced mobilization following surgery for gastrointestinal cancer: feasibility and outcomes. Physiotherapy, 2016, 102(1): 103.

（杨凌丽，虞正红）

基于证据的系统性口腔卫生管理策略的实施与改进

一、背景与意义

医院感染是影响住院患者死亡率的一个重要因素，可显著增加患者的住院时间和住院费用，其中呼吸道感染占医院感染的50%以上，20%～50%的患者将因感染而死亡。国外疾病预防控制中心（The Centre of Disease Control and Prevention, CDC）提出了导致院内肺炎的4种机制：① 口咽部生物体的吸入；② 含有细菌的气溶胶的吸入；③ 身体远处的血源性传播；④ 胃肠道菌群易位。其中，从口咽吸入生物体通常被认为是最重要的因素。有研究显示45%的健康受试者和70%的意识障碍受试者在睡眠期间从上呼吸道吸入物质，潜在致病微生物对宿主的定植是院内感染发展的先决条件。在健康状态下，口咽部各菌群相互制约和依赖，维持平衡稳定状态，且人体的咳嗽反射、下呼吸道纤毛运载系统和肺的防御功能有助于抑制细菌的增长繁殖，不易导致呼吸道感染。然而，在手术应激状态下肺部防御机制较弱，在气管插管的过程中口咽部定植菌就有可能被带入下呼吸道成为呼吸道感染的致病源。除此之外，术前牙菌斑中的病原体，如金黄色葡萄球菌和大肠杆菌是开胸术后肺炎的重要危险因素，尤其是食管切除术患者存在喉返神经麻痹的风险，这些因素均增加了术后口腔内容物进入气管及口腔细菌吸入上呼吸道的风险。

因此，围术期良好的口腔卫生管理对于预防术后肺部并发症具有重要意义。证据显示，通过机械性清洁牙齿和应用局部抗菌剂有助于根除金黄色葡萄球菌的定植。相关研究表明，使用氯己定葡萄糖酸盐漱口液可杀死或破坏口腔生物膜，有助于减少术后呼吸道感染的发生率。而目前医务人员对住院患者系统性围术期口腔卫生管理（systemic perioperative oral hygiene practice，SPOH）的关注不足，相关的护理措施落实不充分。故本研究将围术期口腔卫生管理的最佳证据应用于护理临床工作，旨在促进护士依据循证进行护理实践行为，以期帮助围术期患者预防肺部并发症，改善预后。

二、实施场所介绍

本项目在复旦大学附属中山医院胸外科实施，胸外科主要收治食管肿瘤、肺部肿瘤及纵隔肿瘤等患者，本研究选择食管癌患者作为研究对象。

三、实施方法学

本研究遵循澳大利亚JBI最佳证据临床应用程序，证据实施采用GRiP理论方法。通过建立项目团队，根据证据提供的审查指标进行基线审查。

根据证据金字塔模型，检索关于择期大手术患者围术期系统口腔管理的循证证据，并进行评价，根据FAME确定将用于临床的证据。遵循JBI临床证据应用系统（Practical Application of Clinical Evidence System, PACES），证据实施采用GRiP（Getting Research into Practice）理论方法。分析基线审查的结果，制定实施策略，解决基线审查中发现的审查指标未依从的问题。把证据应用于临床后审查，以评价为改进实践而实施的干预措施的效果。

四、实施过程

（一）情景分析

该项目开展前，病房尚未开展口腔卫生宣教与指导措施落实。研究显示住院围术期食管癌患者口咽部细菌定植与术后院内感染发生率密切相关，因此，本项目拟通过围术期系统口腔管理的循证证据建立SPOH流程，提高护士和患者关于择期大手术患者围术期系统口腔管理的知识和措施落实的依从性，以降低院内感染发生率。

（二）构建方案

检索获得JBI在线临床治疗及护理证据网络（Clinical Online Network of Evidence for Care and Therapeutics, JBI COnNECT+）关于择期大手术患者围术期系统口腔管理的循证证据，纳入2篇系统评价和1篇证据总结。由两名研究者分别采用OQAQ标准（Qxman-Guyatt Overview Quality Assessment Questionnaire, OQAQ）评价纳入系统评价的质量，若对某个证据质量存在分歧，则通过讨论或由第三方仲裁解决。最终2篇系统评价质量等级为优，并提取其中4条关键证据。根据FAME原则对证据进行评价。基于证据制定审查指标。在临床中运用审查指标实施临床审查，处理基线数据，分析障碍因素，制定实施策略，审查指标如表3-5-1所示。

表 3-5-1　审查指标

证　据	临床审查指标
1. 对胸部手术患者进行围术期系统口腔卫生管理干预措施经济有效（Level 1, Grade A）	1. 患者术前接受了关于SPOH的资料和教育
2. 健康专业人员应该向胸部手术患者提供有效和规范的刷牙技巧和方案（Level 2, Grade A）	2. 护士接受了关于以循证为基础的SPOH的信息、培训和教育
3. 胸部手术患者推荐术前和术后每天2次葡萄糖氯己定液（0.12%）漱口（Level 1, Grade A）	3. 患者和（或）家属知晓了关于SPOH的网络资源的可及性
4. 如果患者自己无法完成围术期系统口腔卫生管理，健康照顾专业人员应帮助患者完成（Level 1, Grade B）	4. 患者在围术期间用0.12%葡萄糖氯己定液进行漱口，至少1天2～4次
	5. 护士指导患者在围术期间应用有效的刷牙技术进行刷牙，1天至少3次
	6. 健康专业人员被告知关于围术期SPOH临床指南的可及性

（三）执行实施方案

1. 组建项目团队与实施基线审查

组建项目团队，由护理部、医务处、胸外科、网络中心、JBI循证护理中心导师组成。设置项目负责人1名，对组员进行质量审查方法学的培训、证据应用实施程序设计及进程掌控、数据汇总及分析等；医务处与护理部积极协调各部门推进措施落实。证据实施所在病区的护士5名，包括护士长3名、骨干护士2名，分别负责项目的设计与实施、人员沟通、护士培训及数据的收集等，2名硕士和1名博士生负责数据的收集。

实施基线审查，项目提取的4条证据转化为6条审查指标，在质量审查中采用以下方法收集资料。① 审查指标1、3、4、5通过问卷和依从性核查表来调查患者和家属信息来判定。② 审查指标2、6通过问卷和依从性核查表来调查护士以确认其是否接受过以循证为基础的SPOH相关的培训。

基线审查对30名食管手术患者和51名护士进行审查，收集资料的工具为患者一般资料问卷、患者知识和行为问卷、护士一般资料问卷、护士知识和行为问卷及食管手术患者围术期系统口腔卫生管理实施情况记录表。将所有资料输入PACES（Practical Application of Clinical Evidence System, PACES）系统，计算每条审查指标的执行情况。

2. 分析审查结果

（1）患者的一般资料和疾病资料

见表3-5-2及表3-5-3。

表 3-5-2　患者的一般资料（n=29）

项　　目	人数（$\bar{x} \pm s$）	百分比（%）
年龄	62.1 ± 7.13	
性别		
男	26	89.7
女	3	10.3
文化程度		
不识字	1	3.4
小学	6	20.7
中学	21	72.4
大学及以上	1	3.4
婚姻		
在婚	29	100
不在婚	0	0

（续　表）

项　　目	人数（$\bar{x} \pm s$）	百分比（%）
住院经济来源		
全部医疗保险	6	20.7
部分医疗保险	16	55.2
自费	7	24.1
吸烟		
不吸烟	14	48.3
偶尔吸烟	2	6.9
有烟瘾	13	44.8

表 3-5-3　患者的疾病资料（n=29）

项　　目	人　　数	百分比（%）
术后白细胞		
正常	7	24.1
升高	22	75.9
体温超过38℃		
无	10	34.5
有	19	65.5
术后并发症		
肺部炎症	1	3.4
乳糜胸	1	3.4
吻合口瘘	3	10.3
心律失常	1	3.4

（2）护士的一般资料

见表3-5-4。

表 3-5-4　护士的一般资料（n=33）

项　　　目	人数（$\bar{x} \pm s$）	百分比（%）
年龄	62.1 ± 7.13	
学历		
中专	3	9.1
大专	17	51.5
本科	13	39.4
职称		
护士	19	57.6
护师	13	39.4
主管护师	1	3.0

（3）基线审查结果

患者的一般资料（n=29），护士的一般资料（n=33）。基线审查结果（图3-5-1）如下：① 护士指导患者每日刷牙2次，无指导患者漱口，患者知识得分：2.72 ± 1.73（总分10分）。② 无关于以循证为基础的SPOH的信息、培训和教育。护士知识得分：5.52 ± 2.14（总分10分）。③ 患者和（或）家属知晓了关于SPOH的网络资源的可及性方面，有2人（6.9%）通过微信推送获得相关信息。④ 患者在围术期间使用0.12%葡萄糖氯己定液漱口，至少1天2～4次方面：3名（10.1%）患者做到。⑤ 护士指导患者在围术期间应用有效的刷牙技术进行刷牙，1天至少3次方面：1名（3.0%）患者做到。⑥ 健康专业人员被告知关于围术期SPOH临床指南可及性方面：0，基线s。

3. 障碍因素分析与制定实施策略

分析基线审查结果，明确目前存在的主要问题，通过2次审查小组会议，将现有最佳证据整合到护理实践中，在临床实践中执行实施策略，并产生实践变革。

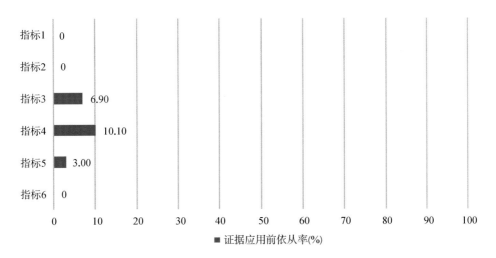

图 3-5-1 证据应用前依从率

（1）障碍因素1 医务人员未意识SPOH的重要性。针对障碍因素制定变革策略，实施变革措施有：① 采用PPT集中授课：根据食管手术病情的特异性，查阅文献与循证证据，向科室医护人员介绍食管手术患者围术期SPOH的重要性，口腔卫生不佳相关的不良健康结局等知识。② 制作电子版的学习资料：由病区护士长通过微信群发给科室工作人员学习。③ 晨间学习与提问：通过晨间小讲课的形式确保每位护士都接收到相应信息。护士长通过晨间提问来了解护士SPOH相关知识掌握情况，督促护士的学习。④ 提醒医生开具医嘱：提醒医生对进行食管手术的患者开具0.12%葡萄糖氯己定溶液漱口医嘱。

（2）障碍因素2 护士缺乏SPOH相关知识和实践标准。针对障碍因素制定变革策略，实施变革措施有：① 制定SPOH评估规范：依据指南推荐及量表（表3-5-5）说明制定SPOH评估细则，在病区落实。② 落实SPOH培训与考核：通过制作护士培训PPT、患者教育PPT、巴氏刷牙法录像及健康教育单页对科室护士开展培训。设计SPOH培训课程，包括SPOH的介绍和概述，食管癌围术期患者SPOH管理流程图，患者口腔卫生健康指导方案等内容。

（3）障碍因素3 缺乏患者和家属SOPH健康教育项目。针对障碍因素制定变革策略，实施变革措施有：① 制作巴氏刷牙法视频：基于最佳实践推

表 3-5-5　食管手术围术期口腔卫生管理评估表

项目	内　　　容		
评估	评估1次患者口腔卫生情况：　　　　　□无；　　　□有		
	吞咽：　　　　□正常	□轻度受损	□明显受损
	嘴唇：　　　　□正常	□轻度受损	□明显受损
	舌头及舌苔：□正常	□轻度异常	□明显异常
	唾液：　　　　□正常	□轻度减少	□明显减少
	口腔黏膜：　□正常	□轻度受损	□明显受损
	牙龈：　　　　□正常	□轻度受损	□明显受损
	口臭：　　　　□正常	□轻度	□明显
	牙齿色泽：　□正常	□轻度色斑	□明显色斑
	评估患者入院前和入院时口腔卫生知识和行为：　　□无；　　□有		
宣教	对患者进行口腔卫生管理宣教：　　　　　　　□无；　　□有		
	提供口腔卫生管理宣教资料：　　　　　　　　□无；　　□有		
	指导患者利用微信学习口腔卫生管理知识：　□无；　　□有		
监测	患者刷牙情况： □无　□起床后　□早餐后　□中餐后　□晚餐后　□睡觉前 □其他：_____　　　次数：_____　　方法_____		
	患者氯己定液漱口情况： □无　□起床后　□早餐后　□中餐后　□晚餐后　□睡觉前 □其他：_____　　　次数：_____		
	监测感染相关指标：		

荐，鼓励患者采用巴氏刷牙法清洁牙齿维护口腔健康，护士实施巴氏刷牙法操作演示（图3-5-2）、正确漱口方法演示（图3-5-3），由宣传科拍摄和剪辑，借助医院公共网络平台推广，同时将视频二维码张贴于每间病房，方便患者及家属获取与学习。② 制作健康教育单页：制作刷牙、漱口方法健康宣教单页，供患者和家属使用参考。③ 发挥宣传海报栏作用：据患者需求，有关巴氏刷牙法的方法、漱口的方法和目的、保持口腔卫生对术后并发症预防的意义等内容的海报，张贴在宣传海报栏，供病区所有患者使用。④ 落实健康教育措施：所有食管癌患者进行SPOH常规护理措施包括讲解巴氏刷牙法、鼓励患者每日刷牙2～4次、指导患者使用0.12%葡萄糖氯己定溶液漱口。

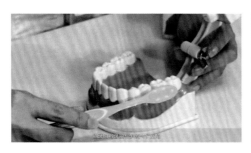

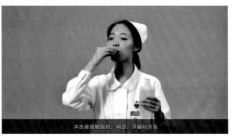

図3-5-2　巴氏刷牙法操作　　　　　　　　図3-5-3　漱口方法演示视频

（4）障碍因素4　缺乏标准化流程。针对障碍因素制定变革策略，实施变革措施有：① 制作巴氏刷牙法视频：宣教视频可反复观看便于患者及家属自行学习或强化。② 制定全院同质化流程：形成ERAS-口腔卫生管理质控流程，见图3-5-4。

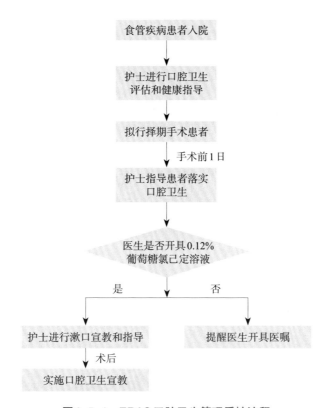

图3-5-4　ERAS口腔卫生管理质控流程

（四）资料分析与效果评价

证据应用后再次审查，指标1～6依从率均较前显著提升（图3-5-5），表明变革措施有效落实。患者一般资料（n=16），护士一般资料（n=33）。证据应用后再审查结果：① 患者术前接受了关于SPOH的资料和教育：患者知识得分为5.86±1.99（总分10分）；② 护士接受了关于以循证为基础的SPOH的信息、培训和教育：护士知识得分为8.31±0.89（总分10分）；③ 患者和（或）家属知晓了关于SPOH的网络资源的可及性：4人（25%）通过微信推送学习；④ 患者在围术期间用0.12%葡萄糖氯己定液漱口，至少1天2～4次：11人（68.8%）使用氯己定液漱口，15人（87.5%）每日漱口达2次以上；⑤ 护士指导患者在围术期间应用有效的刷牙技术进行刷牙，1天至少3次：28名（77.8%）护士对患者进行了指导，16名（100%）患者采用巴氏刷牙法刷牙；⑥ 健康专业人员被告知关于围术期SPOH临床指南的可及性：33名（100%）护士均接受了SPOH相关循证知识的培训。

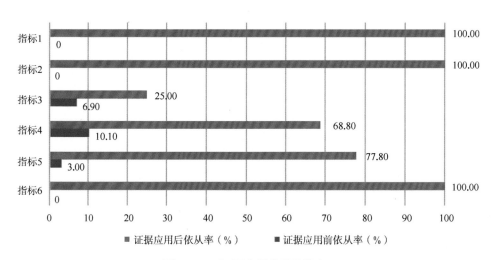

图3-5-5 证据应用前后依从率

五、信息化应用推行

信息化是SPOH管理的重要推进和维持手段。随着信息化的发展，管理与推行的程度也不断提升，形成以信息系统为核心的SPOH管理策略。护理临床决策支持系统通过识别患者的食管癌诊断和手术医嘱等信息，自动推送口腔卫生指导提醒和集束化护理措施（图3-5-6），并自动安排措施工作任务依时间执行，同时提醒医生开具漱口液医嘱（图3-5-7）。通过技术平台，构建医学知识图谱，让计算机执行医学逻辑，每半小时扫描病历系统：执行医嘱、诊断、既往史等识别，根据患者的病程，实时判断和提醒医生和护士给予相应处理（见图3-5-6）。

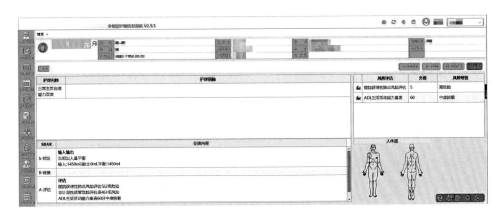

图3-5-6　食管癌入院患者口腔卫生指导提醒

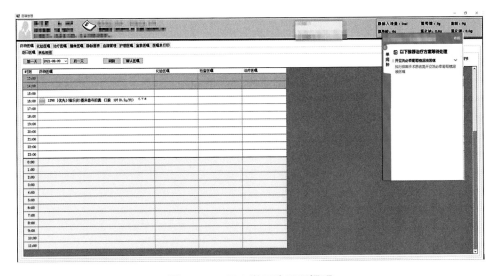

图3-5-7　开立漱口液医嘱提醒

六、长效机制

制定了 SPOH 的管理流程，并将 SPOH 管理流程嵌入信息系统，利用计算机后台抓取患者诊断、既往史和医嘱等信息辅助护士评估和处理，后台自动联动护理措施为临床护士提供参考，同时具备提醒医生开具医嘱的功能，有利于提高工作效率。

七、案例特色

本案例是基于证据的最佳证据应用，通过检索证据，制定审查指标，实施基线审查发现最佳证据与临床实践的差距，分析主要障碍因素，进一步制定对策，逐步将证据应用于临床的过程，达到实现临床变革的目的。在此过程中，将实施策略整合到护理决策支持系统是确保该策略能够持续的长效机制。借助信息化手段有助于提升工作效率，改善护理质量，是推动护理质量持续改进的有效方法。该项目实施的关键与挑战则是多学科合作与多部门协调，需要联合与借助多方力量共同实现改革。

在本实施场所，项目实施清单至少包含以下 7 个方面内容：① 基于证据的评估工具：食管癌围术期口腔卫生管理评估表；② 信息化平台：自主研发或引入系统；③ 知识提升：全院全员培训、分层培训；④ 多学科团队：护士、医生、药师、网络工程师；⑤ 多部门协调：院感科、宣传科等；⑥ 传播方式：视频、宣传手册、康复助手App；⑦ 长效机制：流程、信息手段。

参·考·文·献

［1］ Spreadborough P, Lort S, Pasquali S, et al. A systematic review and meta-analysis of perioperative oral decontamination in patients undergoing major elective surgery[J]. Perioperative Medicine, 2016, 5(1).

［2］ Pedersen PU, Larsen P, H Konsen SJ. The effectiveness of systematic perioperative oral hygiene in reduction of postoperative respiratory tract infections after elective thoracic surgery in adults: a systematic review[J]. The JBI Database of Systematic Reviews and Implementation Reports, 2016, 14(1): 140−173.

［3］ 王凤荣，张祥宏，严霞，等.食管癌高发区居民口腔细胞学状况及其与食管脱落细胞学相关性的研究［J］.肿瘤研究与临床，2006（11）：779-781.

［4］ 李方，张一明，景冬梅，等.术前含漱口腔护理液对食管手术患者预防肺部感染的效果［J］.江苏医药，2010，（14）：1623-1625.

［5］ 胡雁.循证护理学［M］.北京：人民卫生出版社，2012.

［6］ Peters M D J. Evidence Summary. Systematic Perioperative Oral Hygiene for Elective Thoracic Surgery Among Adults[J]. The Joanna Briggs Institute EBP Database, JBI@Ovid. 2016. 1-3.

［7］ Akutsu Y, Matsubara H, Shuto K, et al. Preoperative dental brushing can reduce the risk of postoperative pneumonia in esophageal cancer patients. Surgery, 2010, 147(4): 497-502.

［8］ Azarpazhooh A, Leake JL. Systematic Review of the Association Between Respiratory Diseases and Oral Health. J Periodontol, 2006, 77(9): 1465-1482.

［9］ Marik P E. Aspiration pneumonitis and aspiration pneumonia[J]. N Engl J Med, 2001, 344(9): 665-671.

［10］ Mojon P. Oral Health and Respiratory Infection. J Can Dent Assoc, 2002, 68(6): 340-345.

［11］ Houston S, Hougland P, Anderson JJ, et al. Effectiveness of 0.12% chlorhexidine gluconate oral rinse in reducing prevalence of nosocomial pneumonia in patients undergoing heart surgery. Am J Crit Care, 2002, 11(6): 567-570.

（虞正红，杨凌丽，卢惠娟）

基于 PDCA 的患儿术中低体温管理策略的实施与改进

一、背景及意义

低体温被认为是手术患者术中、术后最常见、最重要的生理异常，也是 ERAS 中的重点监测指标。美国围术期护士协会及英国国家卫生保健优化研究所将围术期低体温定义为由于各种原因导致机体核心体温低于 36℃。我国 2018 年快速康复指南与世界卫生组织均建议，在整个围术期将患者体温维持在正常范围。

围术期低体温可导致患者不良结局，一方面会延迟患者术后康复，降低患者生活质量；另一方面它引发的相关术后并发症会造成患者平均住院天数延长及医疗机构成本增加。低体温的常见不良反应有：① 手术部位感染：国内外的研究发现低体温导致的手术部位感染发生率高达 7.8% ～ 19%，高于正常体温人群的发生率 2 ～ 3 倍以上。② 出血：低体温可增强纤维蛋白溶解，破坏生理性血栓的形成并增加出血风险。③ 耗氧增加：麻醉相关血管舒张或寒冷环境导致的低体温会引发患者寒战。寒战可加剧手术部位疼痛，提高颅内压和眼压，增加氧消耗。④ 心血管并发症：体温降低 1℃ 可提高内源性肾上腺素和去甲肾上腺素水平，增加心肌负荷，使患者罹患心肌缺血的风险增加。⑤ 代谢障碍并发症：围术期低体温会延长麻醉后苏醒时间，由于低体温时儿茶酚胺分泌减少，使机体对外界刺激的应激反应减弱；同时体温下降诱发肝肾血流减少，影响麻醉药物代谢。⑥ 恢复时间延长：低体温可导致危重患儿在术后（尤其进入 ICU 后）出现酸中毒，机械通气时间延长，直接增加患者的住院时间和医疗费用，一名手术患者体温每降低 1.5℃，增加医疗费用 2 500 ～ 7 500 美元。

围术期低体温发生率普遍较高，国外报道发生率为 50% ～ 90%，国内手术患者发生率为 40% ～ 45%。目前国内尚无多中心儿童手术低体温发生率的调查报告，我院 2018 年在非心脏择期手术患儿中的一项横断面调查显示，儿童围术期低体温发生率近20%。由于幼儿自身的体表面积-体重比值、机体产热方式、体温调节中枢等和成人之间的差异而使幼儿更加容易发生手术后低体温[17]，以及出现相关的术后并发症。因此，如何控制和降低儿童围术期低体温的发生，是儿科推广快速康复策略的关键问题，也是降低或改善外科手术后并发症发生的重要护理措施之一。

　　基于此，上海儿童医学中心的围术期护理团队围绕儿科快速康复的主要人群——择期非心脏手术患儿的围术期低体温开展系列研究，探索适合儿科人群的围术期控制低体温发生的护理干预方案，以提高围术期护理质量、降低患儿术后并发症，达到快速康复的目标。具体意义如下。

　　对患者而言，降低低体温发生率可改善一系列并发症：减少术后出血、缩短苏醒时间、减少寒战发生率、减少免疫系统抑制、缩短住院时间。对科室而言，改进过程是麻醉及护理质量控制的重要环节，降低不良事件发生率同时提高患者及家属对科室的满意度。对院方而言，可以降低围术期风险发生率，减少患者住院天数，加快床位周转，提高医院效率及效益。

二、实施场所介绍

　　实施场所为上海交通大学医学院上海儿童医学中心手术室，实施对象为非心脏手术患儿。手术房间共15间，其中非心脏手术房间9间，手术室护士59名，床护比为1∶3.93。

三、实施方法学

　　本项目遵循PDCA理论方法，PDCA的科学程序包括：① 计划（Plan,P），包括方针和目标的确定，以及活动规划的制定。② 执行（Do, D），根据已知的信息，设计具体的方法、方案和计划布局；再根据设计和布局，进行具体运作，实现计划中的内容。③ 检查（Check, C），总结执行计划的结果，分清哪些对了，哪些错了，明确效果，找出问题。④ 处理（Act, A），对总结检查的结果进行处理，对成功的经验加以肯定，并予以标准化；对于失败的教训也要总结，引起重视。对于没有解决的问题，应提交给下一个PDCA循环中去解决。以上4个过程是周而复始进行，一个循环结束，解决一些问题，未解决的问题进入下一个循环，实现阶梯式上升的改变。

四、实施过程

（一）情景分析

基于前期基线指标调查发现上海儿童医学中心非心脏手术患儿低体温发生率较高（2018年近20%），而护理人员对于低体温及相关不良反应的认知较差，同时，对于儿童低体温风险的评估缺乏有效的评价工具。因此，团队拟通过本项目具体分析现存问题，以期帮助临床护士更有效地识别高风险患者，避免临床出现预防措施落实不足或预防过度的现状。

（二）构建方案与实施方案

实施方案的构建，严格基于PDCA的流程，具体步骤如下。

1. 组建研究团队

成立专项干预小组：由手术室牵头启动项目，联合护理质量管理委员会、麻醉科、各手术病区护士长、资产管理部门、信息科等多部门组成专项小组，手术室护士长担任PDCA小组组长，负责整体工作统筹与安排实施PDCA循环，降低手术患儿低体温的发生，分析我院手术室患儿手术期间体温监控指标；由组长对小组成员进行PDCA循环法、体温保护的策略及体温保护的风险评估等知识进行培训。

2. 改善前数据收集

以"择期手术患儿低体温发生率"为检查主题，手术室护士为核查人员在手术室内对非心脏择期手术患儿进行体温监测，共监测患儿术后体温1142例次，其中体温<36℃有290人次，择期手术患儿低体温发生率为25.4%。

分析不同原因导致低体温发生的频次，如表3-6-1所示。

表3-6-1 低体温发生的原因分析

低体温	发生次数	发生频率（%）	百分比（%）	累计百分比（%）
环境因素	98	8.58	33.79	36.55
护理措施因素	72	6.30	24.83	58.62
手术因素	56	4.90	19.31	77.93

（续　表）

低体温	发生次数	发生频率（%）	百分比（%）	累计百分比（%）
病人自身因素	47	4.12	16.21	94.14
麻醉因素	17	1.49	5.86	100.00
合计	290	25.4	100	100

3. 改善前柏拉图

见图3-6-1。

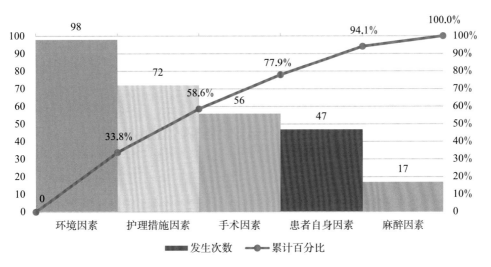

图3-6-1　改善前柏拉图

根据8020法则，确认改善重点为：① 减少环境因素对患儿的影响；② 完善围术期体温管理措施；③ 关注手术相关因素，了解低体温风险较高的专科。

4. 目标设定

（1）设定理由

改善前现状值=低体温发生频率（%）=290/1 142×100%=25.40%。

改善重点定为80.0%。

（2）目标值设定

低体温手术改善目标值=现况值-改善值=现况值-（现况值 × 改善重点 × 圈能力）25.4%-（25.4%×80.0%×60%）=13.2%。见图3-6-2。

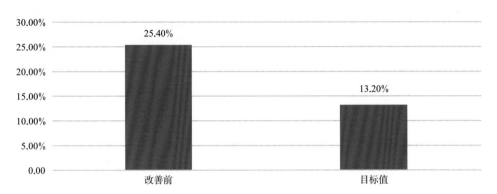

图3-6-2　择期手术患儿低体温发生率目标值设定

（3）对策实施

1）第一轮PDCA循环

P（Plan）对策内容：目标确定为针对柏拉图的前80%的原因分析，进行重点改善，以降低择期非心脏手术患儿低体温发生情况。改善原则为重点对环境、护理措施及手术因素进行针对性改善。改善方案为① 加强环境管理，探索被动保温机制和策略，减少患儿热量流失。② 完善护理措施，通过文献与临床相结合，建立主动保温方法，并规范护理行为。③ 进行专科分析，针对低体温发生率高的亚专科和亚人群进一步制定加强护理策略。

D（Do）对策实施：环境改善：① 手术患者等候区、手术室及复苏室环境温度不低于23℃；② 术中维持环境温度不低于21℃，铺巾完成或建立主动加温后，方可下调环境温度；③ 术后缝皮前升室温，保证撤去铺巾前室温回升至23℃。管理措施改善：① 体温监测及记录：确保术前、术后测量工具和测量部位的一致性；术中使用主动保温必须进行温度监测；术中采取连续性监测方式；护士在患儿在进入和离开麻醉恢复室时必须记录体温数据，有异常每隔15分钟测量1次体温。② 风险评估及管理：入室体温低于36℃的患者有体温持续降低的风险，护理人员需特别关注，尽快进行主动保温；术前预估手术时长大于3小时的患儿要求使用暖风毯进行主动保温；术中使用大量冲洗液的患儿出现低体温的风险较高，护理人员应能够识别风险并在术中使用加温冲洗液。③ 转运规范：新生儿或体重小于5 kg婴儿体温小于36℃或存在体温波动的，转运必须使用暖箱或暖床，转运前须对暖箱或暖床进行加温预热；④ 进入苏醒室时患儿体温小于36℃应积极采取主动保温，保证体温大于36℃后进行转运；⑤ 转运时使用棉毯覆盖等被动保温方式进行保温，减少不必要的暴露。重点专科把控：分析基线数据发现，神经外科以及骨科手术患儿低体温发生率显著高于其他科室，制定专科SOP，并对专科护士进行培训。对于神经外科中行脑室腹腔转流术（V-P术）的手术患儿：低体温发生率尤为突出，分析可能此类手术患儿多为婴幼儿，且手术时间通常为2小时内，未超过3小时，故护士未常规使用暖风毯。所以要求该类手术患儿术中均需使用主动保温设备和加温冲洗液。对于骨科手术患儿：低体温发生率较高且多为大年龄患儿，缘于骨科术中室温通常被降至20℃以下或更低，而大年龄患儿也往往会被忽略保温措施。所以鼓励使用半身毯，提高主动保温措施的实行率。

C（Check）检查：护士长和组长全程监测各护理环节，对体温管理护理质量每周进行督导并反馈。

A（Act）对策处理：在对策处理阶段，护理部形成不同亚专业的手术常规护理SOP及专科护理SOP。加强全科员工的培训，对于低体温的相关知识以晨间提问的方式进行抽查。护士长每周对数据进行汇总并宣传张贴。低体温发生率作为科室KPI项目，每月进行汇总，每季度进行一次质量反馈。

改善后的问题分布情况（表3-6-2）：

表3-6-2　改善后低体温发生的原因分析

低体温	发生次数	发生频率（％）	百分比（％）	累计百分比（％）
环境因素	56	4.2	36.4	36.4
护理措施因素	33	2.4	21.4	57.8
手术因素	28	2.1	18.2	76.0
患者自身因素	19	1.4	12.3	88.3

（续　表）

低体温	发生次数	发生频率（%）	百分比（%）	累计百分比（%）
麻醉因素	18	1.3	11.7	100.0
合计	154	11.40	100	100

计算目标达标率与进步率：

$$达标率\% = \left\{ \frac{改善后-改善前}{目标值-改善前} \right\} \times 100\%$$

即：达标率 = 114.75%

$$达标率\% = \left\{ \frac{改善后-改善前}{改善前} \right\} \times 100\%$$

即：进步率 = 55.12%

分析改善前后低体温发生的差异性：项目改善前，发生例次数为290，未发生例次数为852，合计例次数为1 142；项目改善后，发生例次数为154，未发生例次数为1 193，合计例次数为1 347。运用卡方检验分析，X^2=82.2，$P < 0.001$，在 α=0.05的检验水准下，改善前后两者具有统计学意义。

分析第一轮PDCA改善后的仍未解决的问题有：① 尚无针对儿童的低体温风险评估工具，术前评估缺乏一致性及有效性；② 等候区缺少主动保暖设备，难以即刻进行主动保温；③ 由于科室暖箱设备有限，分布在公共区域，护士们通常会提前取用，使用时温度会受到离开暖箱时间长短的影响，术中冲洗液温度难以保证在38～40℃。

以上仍未解决的问题由PDCA小组进行讨论，纳入第二轮PDCA流程中，持续改进。

2）第二轮PDCA循环结合风险评估

P（Plan）对策内容：通过第一轮的PDCA后，护理人员的主动干预的意识和行为都有改善，但对于围术期患儿的低体温风险评估主要依赖经验，缺乏科学规范化的评估工具。因此，本阶段主要通过第一轮的数据建立适合儿科手术患儿的低体温预测模型。

D（Do）对策实施：根据2019年1月1日至2019年8月30日收集的应变量及自变量数据，利用二分类logistic回归模型分析非心脏手术患儿术后发生低体温的独立危险因素，应用R软件构建预测风险的列线图模型（图3-6-3）。该模型最终将患儿年龄、术前体温、手术类型、ASA分级纳入其中，通过列线图的方式便于临床护士快速识别高风险患儿，提供对应的护理措施。

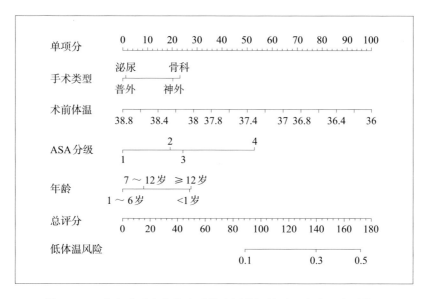

图3-6-3　非心脏手术患儿术后发生低体温的独立危险因素列线图

列线图和第一轮PDCA结果显示，患儿术前体温会影响到低体温的发生。因此，手术室针对等候区缺少主动保暖设备，难以即刻进行主动保温的问题，进行了后续讨论和改进，在等候区增设保暖位，针对入室既出现低体温的高风险患儿，护理人员即刻启动主动保温措施。

针对术中冲洗液温度难以保证在38～40℃的问题，由PDCA小组讨论确定新手术室内每个手术房间常规配置暖箱；护理人员每日手术结束后按基数将冲洗液补充于暖箱内，保证暖箱内冲洗液充足；暖箱温度设置为43℃，每日巡回护士常规日检，每周保管员巡检；每月护士长和工程师质控；使用前由护理人员用测温仪确认冲洗液温度为38～40℃。

C（Check）检查：护士长和组长全程监测各护理环节，对体温管理护理质量每周进行督导并反馈，并连续观察分析低体温发生的趋势图（图3-6-4）。通过两轮的PDCA改进，患儿围术期低体温的发生率在不断地下降。低体温发生率由整改前25.8%（290/1 142），到第一轮PDCA改善后下降至11.4%（154/1 347），至第二轮改善结束，患儿围术期低体温发生率为4.8%（59/1 158），改善前后X^2= 184.07，P < 0.001，患儿低体温发生率在改善前后两者具有统计学意义。

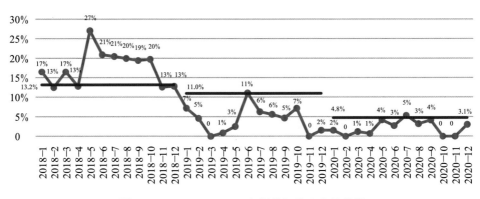

图3-6-4　2018～2020年低体温发生率趋势图

A（Act）对策处理：第二轮的低体温发生率改善较为显著，临床医护人员对于目前的风险评估工具以及针对性的护理干预措施均表示满意。未来将风险评估的工具、护理干预方案植入手术护理信息化平台建设中。

五、信息化应用推行

信息化是手术患儿低体温管理的重要推进和维持手段。随着项目的不断深入，研究团队开始将工作流程及后期推进与信息化进行紧密的结合，依托医院现有的护理信息化管理系统，根据研究结果与临床需求，逐渐形成了以信息系统为核心的手术患儿低体温管理策略。

1. 标准化信息工作清单及监测指标的构建

依托于手术护理信息系统，基于PDCA实施过程与结果，构建出护士电子化工作清单协助临床护理人员进行体温管理，工作清单在全科室使用，实现了手术患儿体温保护过程中的护理行为同质化、格式化便于规范化的管理。对于体温保护的后期护理监测指标可实现后台无纸化收集，不但方便了质控管理员进行过程监控及管理，还能够不增加临床人员工作量。

2. 低体温风险预测模型的应用和推广

因目前国内尚无针对儿童的低体温风险预测模型，缺乏有效的评价工具，研究团队将信息平台收集的信息通过R语言软件进行编程，构建风险预测模型并验证，结果显示，术前体温、年龄与手术类型是非心脏手术患者低体温发生的风险因素，外部验证下模型具有较好的预测效能，较高的灵敏度和特异度。在手术护理信息系统中搭建该模型应用于临床，通过术前资料自动计算患者低体温发生风险，帮助护理人员区分高风险患者，提高护理效率与质量。

3. 未来展望—模型自我学习及迭代

在儿童低体温风险预测过程中后台持续收集低体温风险预测结果及实际发生结果，进行比对，使模型持续学习不断更新，在数据不断增加的过程中模型获得不断完善，且希望在本中心外部验证效果较好的情况下尝试构建基于外网移动设备的预测工具，收集儿科多中心数据进一步对模型进行完善不断迭代。

六、长效机制与指标

1. 长效机制

制定规章制度：本项目在两轮PDCA活动中，不断制定、完善并实施了儿科围术期低体温相关流程和制度，在后续的考核中这一积极结果也得以维持。

完善护理信息平台：该项目成功地将低体温以及相关危险因素纳入住院患儿常规评估中，同时结构化的干预措施，保证了护理制度与流程的落实和追踪。

2. 形成指标持续监测

（1）手术房间环境温度合格率＝核查房间环境温度合格数/核查总次数×100%，分子、分母来源于质控员对所有手术房间温度进行的抽查结果，房间环境温度合格数：定义为手术房间内温度≥23℃的例数，环境温度≥23℃记为"1"，否则记为"0"，核查总次数：定义为质控员核查的总例数，目标值为每月50次。该指标作为项目的过程指标，按月度进行统计。

（2）手术患者低体温风险评估率＝评估患者数/手术患者数×100%，风险评估率由计算机后台自动抓取分子、分母数据，计算得出。评估患者数：患者术前进行风险评估的人数，手术时间开始前有低体温风险评估记录即计数为"1"，如有多次评估评估仍为"1"，如未有记录则计数为"0"。手术患者数：所有符合入组的患儿总数。该指标作为项目的过程指标，按月度进行统计。

（3）手术患者低体温发生率=低体温发生人数/手术患者数×100%，低体温发生率由质控员采取随机抽样法进行检查，低体温发生人数：患儿出室前监测体温＜36℃的人数，手术患者数：当月抽样检查的人数总数。该指标作为项目的结局指标，按月度进行统计。

七、案例特色

本案例基于PDCA项目实践应用，通过两轮的改革大大降低了儿童术中低体温发生率（25.8%→4.8%），较好地解决了儿童围术期康复中常见的低体温问题并减少了相关并发症，本项目将实施策略融入护理规章制度和标准流程，确保了该策略能够长期持续。

形成了信息系统支持的手术患儿低体温管理策略，信息系统一方面起到了数据收集器的作用，将监测指标进行整合并植入临床系统，无感收集护理过程中的变量，满足质控需求，另一方面信息系统基于大数据进行建模，明确了儿童非心脏手术患者术中发生低体温的危险因素，构建出具有特异性的风险预测模型，使得护理干预措施更有针对性和科学性。

该项目实施的关键挑战是多学科合作与多部门协调，在改进过程中逐渐形成了以护理团队为主导的快速康复多团队合作团体，多团队联合力量，共同实现改革，在过程中突出了护理团队的主导性和重要性，推动儿童低体温管理发展的同时也作为快速康复的一个突破点，推进了加速康复理念在儿童患者中的应用。

在本实施场所，ERAS-低体温管理项目实施清单至少包含以下6个方面内容：① 基于两轮PDCA的标准化实施过程；② 信息化平台：自主研发了高风险患儿的识别系统以及手术护理低体温的评估及干预平台；③ 知识提升：科室全员培训、分层培训；④ 多学科团队：护士、医生、麻师、网络工程师；⑤ 多部门协调：收费管理科、设备科、后勤等；⑥ 长效机制：规章、制度、流程、信息手段。

参·考·文·献

［ 1 ］ 马正良，易杰.围手术期患者低体温防治专家共识（2017）［J］.协和医学杂志.2017；
8：352−358.

［ 2 ］ 管文燕，陈智博，肖夕凤，等.围术期禁食时间对择期手术婴儿舒适度与安全性的影
响［J］.实用临床医药杂志，2018，22（18）：115−117+121.

［ 3 ］ Guideline for Prevention of unplanned perioperative hypothermia[R]. AORN. 2018.

［ 4 ］ Hypothermia: prevention and management in adults having surgery[R]. NICE. 2016.

［ 5 ］ 陈凛，陈亚进，董海龙，等.加速康复外科中国专家共识及路径管理指南（2018版）
［J］.中国实用外科杂志，2018，38（01）：1−20.

［ 6 ］ Giri J, Li M, Pickering B. Validation of computerized sniffer for monitoring perioperative
normothermia. Studies in health technology and informatics, 2013, 192: 943.

［ 7 ］ Eskicioglu C, Gagliardi AR, Fenech DS, et al. Surgical site infection prevention: a survey to
identify the gap between evidence and practice in University of Toronto teaching hospitals.
Canadian journal of surgery Journal canadien de chirurgie, 2012, 55: 233−238.

［ 8 ］ Kurz A, Sessler DI, Lenhardt R. Perioperative normothermia to reduce the incidence
of surgical−wound infection and shorten hospitalization. Study of Wound Infection and
Temperature Group. N Engl J Med, 1996, 334: 1209−1215.

［ 9 ］ 牟德芹.围术期保温对结直肠癌手术切口感染影响的观察［J］.中华医院感染学杂志，
2012，22：523−524.

［10］ Polderman KH, Herold I. Therapeutic hypothermia and controlled normothermia in the
intensive care unit: practical considerations, side effects, and cooling methods. Critical care
medicine, 2009, 37: 1101−1120.

［11］ 李刚莲，易斌，崔剑，等.小儿围麻醉期低体温的临床观察与分析［J］.重庆医学，
2010，39：3087−3089.

［12］ Reynolds L, Beckmann J, Kurz A. Perioperative complications of hypothermia. Best
practice & research Clinical anaesthesiology, 2008, 22: 645−657.

［13］ Sessler DI. Complications and treatment of mild hypothermia. Anesthesiology, 2001, 95:
531−543.

［14］ Martin RS, Kilgo PD, Miller PR, et al. Injury-associated hypothermia: an analysis of the
2004 National Trauma Data Bank. Shock, 2005, 24: 114−118.

［15］ Berry D, Wick C, Magons P. A clinical evaluation of the cost and time effectiveness of the
ASPAN Hypothermia Guideline. Journal of perianesthesia nursing : official journal of the
American Society of PeriAnesthesia Nurses, 2008, 23: 24−35.

［16］ Karalapillai D, Story D, Hart GK, et al. Postoperative hypothermia and patient outcomes
after elective cardiac surgery. Anaesthesia, 2011, 66: 780−784.

[17] Galante D. Intraoperative hypothermia. Relation between general and regional anesthesia, upper and lower body warming: what strategies in pediatric anesthesia? Paediatric anaesthesia, 2007, 17: 821−823.

（徐维虹，汪思园）

基于证据的围术期疼痛管理策略的实施与改进

案例1 | 基于证据的围术期疼痛管理策略的实施与改进

一、背景与意义

良好的疼痛管理是加速康复中的术后重要环节。疼痛也继血压、体温、脉搏、呼吸四大生命体征后成为第五大生命体征，日益受到重视。术后疼痛是人体组织损伤和修复过程中复杂的心理生理反应，术后24～48小时是患者感受到疼痛最强烈的时期，也是术后主要的应激因素之一。术后疼痛对可导致患者术后早期下床活动或出院延迟，是影响患者康复的主要原因。如果处理不当，将可能发展为慢性疼痛，影响患者远期预后和生活质量，并且会增加发病率和死亡率，增加当地医疗经济负担。因此，疼痛管理是ERAS的重要环节，旨在提高患者的生活质量，促进早期康复。

英国国家审计委员会于2002年建议必须把术后患者的重度疼痛控制在5%以内。然而尽管有大量的指南及有效的疼痛缓解手段及药物的治疗，但仍有超过50%～75%的术后患者仍承受着中度到重度的疼痛。术后疼痛管理不佳是各种影响因素共同作用的结果，包括患者的认知偏差，医务人员评估疼痛不规范，缺乏镇痛药物相关知识，除此之外主要的原因是缺乏完整成熟的术后疼痛管理体系。随着认知的提升，疼痛管理从疼痛控制转变为疼痛管理，高质量的疼痛管理需要多部门合作，护士在疼痛管理中起到关键性作用，疼痛管理专业成员也从以麻醉医师为主体转向以护士为主体的模式。

2011年国际医疗卫生机构认证联合委员会（Joint Commission International, JCI）强调了护士在疼痛评估和管理中所承担的重要角色，同时指出护士必须对所有患者实施有效规范化的疼痛评估，并且记录疼痛评估后的结果以及干预措施的效果等。而护士只有将疼痛相关的护理实践建立在最佳证据之上，才能客观、全面地进行评估和记录疼痛，才能做到有效的术后疼痛管理，达到减轻患者术后疼痛的目的。护士是否采用以循证为基础的疼痛管理将直接影响到术后患者的康复及疼痛管理质量。护士在疼痛评估及管理中扮演重要的角色，是对患者和家属的健康教育者，更是疼痛的控制者。

本案例旨在制定适合我国国情的术后疼痛管理综合护理策略，以加速康复理念为背景，以循证思维为依据，提高疼痛管理有效性的为目的开展实施项目。

二、实施场所介绍

选择复旦大学附属中山医院2个普外科病区进行本次质量审查，每周手术25～30台。该项目实施纳入对象18岁周岁及以上外科腹部术后患者；排除术后转入ICU患者。

三、实施方法学

本研究遵循澳大利亚JBI最佳证据临床应用程序，证据实施采用GRiP理论方法。通过建立项目团队，根据证据提供的审查指标进行基线审查。分析基线审查的结果，制定实施策略，解决基线审查中发现的审查指标未依从的问题。证据应用后审查，以评估为改进实践而实施的干预措施的效果。

四、实施过程

（一）情景分析

该项目开展前，病房护士负责常规评估患者疼痛，大部分由患者反馈疼痛或提出镇痛需求时，护士才予以处理。疼痛管理缺乏专业标准和规范程序，主管医师或麻醉医师负责镇痛技术的使用与管理，护士在镇痛管理中主要为疼痛的评估者与医嘱的执行者。因此，本项目拟通过构建完善的围术期疼痛管理流程，转变护士在疼痛管理中的角色，提高外科术后患者疼痛管理的有效性和针对性。

（二）构建方案

通过检索获得JBI在线临床治疗及护理证据网络（Clinical Online Network

of Evidence for Care and Therapeutics, JBI COnNECT+）数据库关于加速康围术期有效管理的2篇指南、1篇系统评价、1篇证据总结，提取其中8条关键证据，JBI循证护理中心导师负责证据提供。基于证据，制定审查指标。在临床中运用审查指标实施临床审查，分析基线数据，分析障碍因素，制定实施策略，审查指标如表3-7-1所示。

表 3-7-1　审查指标

证　　　　据	临床审查指标
1. 卫生医疗系统应有一个组织结构，制定和完善安全有效地提供术后疼痛的政策和程序（Grade B）	1. 病房有一个组织结构来监督项目发展，实施及评估相关策略和证据从而保证此项研究是基于循证为基础的术后疼痛管理研究
2. 术前对患者进行评估，包括评估医疗和精神等方面的药物治疗、慢性疼痛史、药物滥用、既往术后管理方案和有无不良反应，以指导术后疼痛的管理（Grade B）	2. 术前评估关于药物和精神疾病史，现有药物应用，慢性疼痛史，滥用药物术后疼痛治疗和相关措施的应用用以指导术后疼痛管理的指导
3. 应使用一个经过验证的评估工具来确定患者对治疗的反应，并指导治疗计划（Grade A）	3. 对于外科术后疼痛管理团队的个各专业人员有专业有效的疼痛评估工具
4. 术后患者及其护理人员应接受关于术后疼痛管理治疗方案的个性化教育（Grade A）	4. 患者接收到疼痛的个人宣教和管理教育包括对于术后疼痛治疗选择权的相关信息
5. 术后患者及其护理人员应被告知其疼痛治疗计划（Grade B）	5. 有相关专业人员为术后疼痛患者协调及联系请会诊疼痛管理专业人员
6. 对于术后疼痛控制不足的患者，卫生机构应能够获得疼痛专家（Grade B）	6. 在术后患者疼痛不能充分控制或处于高风险的不充分疼痛控制的情况下可以被转诊给疼痛治疗专业人员
7. 术后患者应接受多模态镇痛来控制其疼痛。这应该包括使用各种镇痛药物结合非药物干预（Grade A）	7. 患者有接收到多学科的疼痛管理模式，包括药物方面的相应措施和非药物的相应措施
8. 非药物干预可包括针灸、音乐治疗和催眠（Grade B）	8. 作为多学科疼痛管理的一个环节患者有接受合适的相关专业技术人员的帮助（包括心理科医生、社工、心理治疗师）

（三）执行实施方案

1. 组建项目团队与实施基线审查

建立审查小组，审查小组共14人，来自JBI循证中心的导师1人，负责证据提供；证据实施病区的护士长2人，各自负责所属病区的过程设计和相关策略制定、监督及相关人员的培训等；证据实施病区的骨干护士共5人，参与项目设计和反馈，教育实施，人员沟通和数据收集等；普外科医师3人，负责项目支持，策略制定及推进证据应用；麻醉科医师1人，负责疼痛评估及管理的联络人和顾问；心理科医师1人，负责心理治疗和相关文献资料的提供。

根据每一条审查指标内容确定资料收集方法，完成2次质量审查，采数据收集方法相同。

（1）护士访谈和问卷调查　针对审查指标1、2、3、4通过问卷形式调查，问卷共9道题，均为是非题，问卷内容为护士是否对围术期患者进行术后镇痛方式选择告知和既往史正确采集；是否使用专业有效的疼痛评估工具；是否具备疼痛管理相应的药物及非药物干预措施；针对审查指标7、8护士是否知晓及掌握在患者疼痛控制不充分的情况下应实施相应的处置流程。

（2）患者和（或）家属问卷调查　对审查指标4采用访谈和知识问卷调查形式对腹部术后患者和其家属进行调研，问卷共13道题，从而以了解患者从术前，术后两个阶段对疼痛知识的知晓及疼痛控制的满意度。

（3）护理病例/病房组织结构文件记录查询　针对审查指标1、2、4、5、6、7查阅患者病史记录，护理记录和请会诊记录，以确定患者既往史采集充分，且患者在疼痛不充分的情况下是否有专业疼痛治疗师的介入及疼痛专职相关人员的设置。

采用NRS评估量表作为静息痛评估工具。NRS将疼痛的程度用0～10表示，0表示无痛，10代表最痛，患者挑选一个数字代表其疼痛程度。采用FAS量表作为活动性疼痛的评估工具。FAS功能评估使用方法分为A、B、C 3个等级："A"表示患者的功能活动完全没有受到疼痛的限制，患者能够轻松完成功能活动；"B"表示疼痛在中等程度上限制了患者的功能活动，患者需要克服疼痛才能完成功能活动；"C"表示疼痛严重限制了患者的功能活动，患者根本无法完成功能活动。应用FAS功能评估时，医务人员请患者尝试进行某项功能活动（如深呼吸、有效咳嗽、翻身、功能锻炼等），并在旁边观察患者整项功能活动的完成情况，根据患者功能活动受疼痛限制的程度进行评级。

对26名护士和30名18岁周岁及以上的腹部术后患者进行基线审查，排除术后转入ICU患者。将所有资料输入JBI-PACES，并且计算每条审查指标的执行情况。

2. 分析审查结果

分析审查结果，如图3-7-1所示：

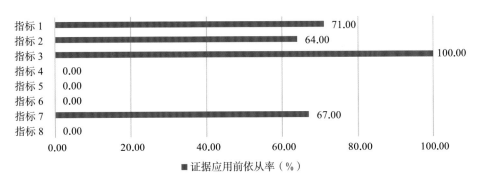

图3-7-1　证据应用前基线审查

3. 制定实施策略与产生实践变革

分析基线审查结果，经过4次审查小组会议，借助GRiP（Getting Research into Practice），将现有的最佳证据整合到护理实践中。通过GRiP确定解决问题的行动策略和可用资源，从而实现证据与实践的结合。包括以下步骤：① 根据证据应用前的审查结果，了解目前术后疼痛管理现状及腹部术后患者疼痛控制现状；② 讨论临床实践与最佳实践之间的质量改进空间，分析讨论依从性不佳的原因；③ 商讨改进策略，寻求可利用资源，如评估工具、信息化手段等；④ 将现有的证据融入实践变革中，促进加速康复术后疼痛管理的转变。对于疼痛管理的证据应用执行率不佳的原因及实践变革的对策包括以下几个方面。

（1）障碍因素1　缺乏多学科间的互相合作。基线结果显示，当前病房没有完整的系统的急性疼痛服务组织，护士对疼痛管理是多学科团队协作的知晓率仅为20%，尽管麻醉师、护士、医生三者有所联系，但是互相的协作并不紧密与系统。行动策略是通过疼痛MDT团队的牵头，组织成立急性疼痛服务小组（APS）小组，由急性疼痛治疗小组和疼痛护理小组两部分组成。可用资源则包括召集医生和麻醉师组建急性疼痛治疗小组，责任护士和疼痛MDT成员组成疼痛护理小组。同时初步拟定APS小组的各个小组及组员的工作内容和流程，如图3-7-2和图3-7-3。

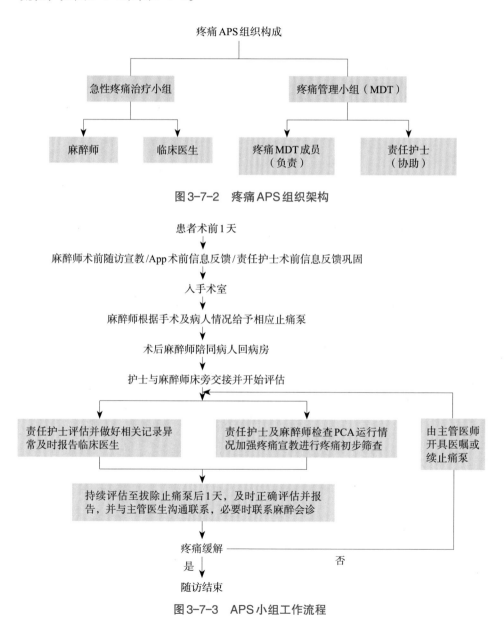

图3-7-2　疼痛APS组织架构

图3-7-3　APS小组工作流程

（2）障碍因素2　常规病史采集可能会疏忽引起术后疼痛并发症的因素。基线调查显示，护士在进行常规病史采集时对于引起术后疼痛并发症的因素会采集不全面。原因包括，患者因外出行检查错过麻醉师术前回访环节，入手术室当日的麻醉术前谈话患者可能因紧张而遗忘或回忆不全。制定行动策略是对于术前病史采集利用软件补充收集。可用资源为利用最新美国疼痛学会（APS）术后疼痛管理指南所建议的术前病史采集要点为基础，在微信公众号上发布10道单项选择题，术前1天由护士督促指导患者完成题目，以补充患者资料。期望结果为术前麻醉师或者护士对患者的术前病史采集做到全面覆盖，对患者的既往史及既往病情有更客观的了解，如图3-7-4。

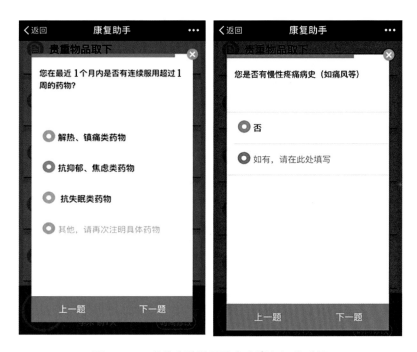

图3-7-4　术前麻醉科随访内容嵌入智能手机

（3）障碍因素3　缺乏术前对患者进行PCA止痛泵正确使用的相关宣教内容及信息。基线调查结果显示，术后疼痛控制不佳的患者在止痛泵的使用上存在较大的误区，分析原因提示在患者缺乏多途径的关于止痛泵使用及相关知识的宣教和指导。行动策略为组织设计与制作关于止痛泵的相关宣教内容，制定患者的术后疼痛反馈表，用于术后疼痛控制的反馈。可用资源包括术前止痛泵宣教材料的制作，在公众号上发布止痛泵相关宣教内容。期望结果为术前患者及家属能提前接收到止痛泵的宣教指导及相关宣教纸册，关注疼痛管理微信公众号。

（4）障碍因素4　缺少明确清晰的评估流程。基线调查显示，护士能正确使用疼痛评估工具，但是组织机构缺乏较完善明确的疼痛评估及处理的流程。行动策略为系统制定疼痛评估流程及相应处理流程，为护理人员提供方便可及的评估流程；可用资源为查阅相关文献及指南的查阅，参与项目组的成员共同制定。期望结果为根据查阅文献结果，明确每次疼痛评估的节点，同时确定当疼痛评分为 < 3分、4 ～ 7分、≥7分 3个不同疼痛等级的处理措施；同时安排术后一天由麻醉科 APS 小组对患者进行静息痛及活动性疼痛的评估，以便及时调整 PCA 泵的参数以达到 PCA 泵的最大有效使用率，缓解患者术后疼痛。

（四）资料分析与效果评价

1. 资料分析

证据应用后再次审查，指标1 ～ 8依从率均有较大提升，见图3-7-5，提示变革措施有效落实。

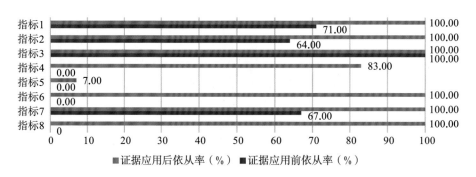

图3-7-5　证据应用前后依从率

2. 效果评价

制定专科指标评价项目实施情况。随着项目不断推进，术后疼痛中、重度发生率和止痛泵使用后的不良反应发生率均有有效下降，并制定指标评价实施情况。

（1）中、重度疼痛发生率　外科术后第一次中、重度疼痛发生率在项目开展的不同阶段有所下降，见图3-7-6。

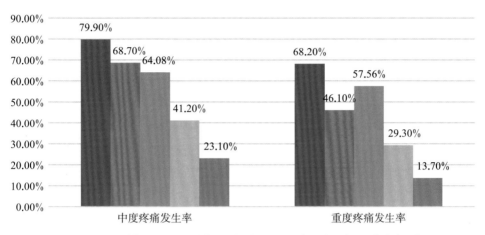

图3-7-6 中、重度疼痛发生率

（2）术后使用止痛泵患者不良反应率下降，通过多学科联合对围术期患者进行随访、术后麻醉科的定期随访使使用止痛泵的不良反应发生率下降，见图3-7-7。

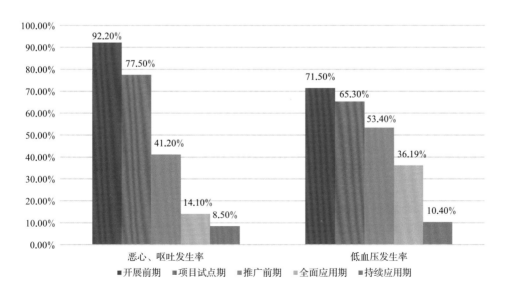

图3-7-7 不良反应发生率

五、多团队协助

多团队协作对加速康复外科护理的发展起到良好的促进作用，通过麻醉科、医疗和护理的共同支持协调，麻醉师及护理人员对患者术前的访视及普及术后镇痛泵使用护理是缓解疼痛的首要措施，以及可以达到的疼痛控制程度。

第一代策略为形成基于证据的护士主导的多学科合作术后疼痛管理模式，即本项目主要呈现内容，包括实现基于证据选择评估表单，实现评估表单信息化，实现医护平台信息互通，实现同质化的评估管理，实现完善的健康教体系，实现多学科合作落实预防措施与实现。

第二代加强术后患者疼痛管理。通过麻醉科对术后3天内使用止痛泵的患者的每日定期随访（图3-7-8），了解了术后止痛效果及不良反应。从而提高术后止痛的有效率、降低术后意外停泵率和降低止痛泵使用过程中的不良反应，提高患者术后的镇痛效果，促进了术后早期活动从而有效践行加速康复理念。

第三代定期组织病例讨论，护理部与麻醉科定期组织外科各病房进行疑难病例讨论，通过对于特殊病例的特殊情况进行案例分析，对患者疾病特色、术后止痛流程和重要时间节点上的重要处理方式进行经验分析、总结，从而提高术后患者止痛效果和降低不良反应发生率、停泵率。

六、长效机制与指标

1. 长效机制

制定规章制度：该项目成功地将术后疼痛评估、处理纳入住院患者常规管理中，完善了原有的护理规章制度与流程。在证据应用后第一轮审查中，实施病房的护士均能够在入院、术后和患者发生急性疼痛时对患者进行评估。同时，制定并实施了术后急性疼痛相关处理流程和制度，使得在之后的审查中，这一积极结果也得以维持。

2. 形成专项指标与质量标准。

（1）住院患者入院、术后首次评估率 = 评估患者数/入院患者数 ×100%，首次评估率由计算机后台自动抓取分子、分母数据计算得出。入院、术后患者疼痛评估人数：患者入院后至术后疼痛评估即计数为"1"，若多次评估仍为

复旦大学附属中山医院　　术后镇痛随访记录

姓名_____　病区_____　床号_____　住院号_____手术日期_____　主刀医师_____

性别　男/女　年龄____岁　体重____kg　身高____cm　　　主麻医师_____

手术名称_____

麻醉方法：全麻　硬膜外　腰麻　神经阻滞：罗哌/布比卡因_____%，用量_____mL

（臂丛/股神经/闭孔神经/坐骨神经/收肌管/隐神经/TAP/腹直肌鞘/____）

术后镇痛：PCIA/PCEA/PCNA　　　　总　　量_____mL

镇痛（泵内）_____　　背景剂量_____mL/h

局麻（泵内）_____　　单次剂量_____mL

止吐（泵内）_____　　锁定时间_____min

-----------------------术后 < 24 h-----------------------

NRS疼痛（停泵√/×）：静息____　活动____　镇静（LOS/RASS）：____功能活动 FAS：____

PCA总数____次　有效（____mL）____次　按压后缓解____　　镇痛宣教（√/×）____

副反应：恶心呕吐____　瘙痒____　呼吸抑制____　低血压____　头晕____　其他____

下床活动（√/×）____　（神经阻滞后）第一次开始明显疼痛（时间）：____

特殊事件：停泵____　时间：起____止____　原因：呕吐、瘙痒、呼吸抑制、低血压、头晕、其他____

其他事件：_____

处理：重启泵－原样/调整剂量（背景__mL/PCA__mL）/其他

其他处理：_____

-----------------------干预后____h-----------------------

NRS疼痛（停泵√/×）：静息____　活动____　镇静（LOS/RASS）：____功能活动 FAS：____

PCA总数____次　有效（____mL）____次　按压后缓解____

副反应（改善√/×）：恶心呕吐____　瘙痒____　呼吸抑制____　低血压____　头晕____　其他____

特殊事件：_____

-----------------------术后48 h-----------------------

NRS疼痛（停泵√/×）：静息____　活动____　镇静（LOS/RASS）：____　功能活动 FAS：____

PCA总数____次　有效（____mL）____次　按压后缓解____

副反应：恶心呕吐____　瘙痒____　呼吸抑制____　低血压____　头晕____　其他____

下床活动（√/×）____　（神经阻滞后）第一次开始明显疼痛（时间）；____

特殊事件：_____

满意度：满意____　一般____　不满意____

随访人：_____

日期：_____

图3-7-8　术后镇痛随访记录

"1"，如未评估则计数为"0"。

（2）正确进行疼痛评估（这一条既不是专项指标也不是质量标准，请修改表述）：入院除了在入院、术后及时进行疼痛评估之外，进一步规定对术后使用止痛泵患者进行三班静息痛+活动性疼痛评估；并且在患者术后出现急性疼痛时需立即进行疼痛评估并且在护理记录单上描述疼痛部位、性质和伴随症状。

（3）疼痛管理质量标准：形成疼痛管理质量标准，共7个维度，19个条目，管理者根据现场督查情况进行打分，4分为符合，5分为非常好，3分及以下为不符合，5分、3分及以下须注明原因，见表3-7-2。

表 3-7-2　疼痛管理质量标准

项 目	序号	要 求	督查方法
疼痛评估	1	选择合适的疼痛评估工具	现场查看
	2	评估结果正确，反应患者真实感受	现场查看
	3	疼痛评估频率正确	现场查看
疼痛记录	4	新入院患者均有疼痛评估记录	现场查看
	5	疼痛评分≥4分（疼痛数字分级法）或中度疼痛（主诉疼痛程度分级法）或疼痛明显（面部表情疼痛评分量表），描述疼痛部位、性质、伴随症状等	现场查看
	6	实施镇痛措施后再评估记录符合要求：根据不同的给药途径进行复评，如静脉注射后15分钟、肌内注射后30分钟、口服给药后60分钟进行再次评估	现场查看
疼痛护理	7	疼痛评分≥4分（疼痛数字分级法）或中度疼痛（主诉疼痛程度分级法）或疼痛明显（面部表情疼痛评分量表），及时通知医生采取止痛措施，实施疼痛治疗与护理	现场查看
	8	根据患者实际情况，采用非药物镇痛方法	现场查看
	9	遵医嘱采用镇痛药物，观察药物不良反应	现场查看
患者教育	10	患者知晓疼痛评估方法，能准确自评	现场查看
	11	患者能主动陈述疼痛，疼痛超预期时能主动要求处理	现场查看

（续　表）

项　目	序号	要　求	督查方法
患者教育	12	患者了解疼痛治疗的不良反应	现场查看
护士知识掌握	13	掌握本科室常见疼痛评估方法	现场查看
	14	掌握本科室常见疼痛的处理方法与流程	现场查看
	15	掌握本科室常见止痛药物相关知识	现场查看
	16	能够指导患者正确描述疼痛程度	现场查看
	17	能够指导患者进行非药物止痛	现场查看
健康教育	18	病区内有疼痛相关患者健康教育资料、墙报	现场查看
护士培训	19	病区内有疼痛培训计划及相关培训资料	现场查看

七、案例特色

本案例是基于证据的最佳证据应用，通过检索证据，制定审查指标，实施基线审查发现最佳证据与临床实践的差距，分析主要障碍因素，进一步制定对策，逐步将证据应用于临床的过程，达到实现临床变革的目的。在此过程中，将实施策略上升为护理规章制度是确保该策略能够持续的长效机制。借助信息化手段将最佳证据整合、植入临床系统也是提升效率，推动护理质量持续改进的有效方法。该项目实施的关键与挑战则是多学科合作与多部门协调，需要联合与借助多方力量共同实现改革。

在本实施场所，ERAS-疼痛管理项目实施清单至少包含以下7个方面内容：① 基于证据的评估工具：NRS数字评分法工具（静息痛）；FAS活动性疼痛评分工具（活动痛）；② 信息化平台：自主研发或引入系统；③ 知识提升：全院全员培训、分层培训；④ 多学科团队：护士、医生、麻醉师；⑤ 多部门协调：护理部、医疗组、麻醉科；⑥ 传播方式：视频、宣传手册、康复助手App；⑦ 长效机制：规章、制度、流程、信息手段。

参·考·文·献

[1] Aarts Mary-Anne, Okrainec Allan, Glicksman Amy, et al. Adoption of enhanced recovery after surgery (ERAS) strategies for colorectal surgery at academic teaching hospitals and impact on total length of hospital stay[J] . Surgical endoscopy, 2012, 26 (2) : 442–450.

[2] Basse L, Raskov H H, Hjort Jakobsen D, et al. Accelerated postoperative recovery programme after colonic resection improves physical performance, pulmonary function and body composition[J] . The British journal of surgery, 2002, 89 (4) : 446–453.

[3] Khoo Chun Kheng, Vickery Christopher J, Forsyth Nicola, et al. A prospective randomized controlled trial of multimodal perioperative management protocol in patients undergoing elective colorectal resection for cancer[J] . Annals of surgery, 2007, 245 (6) : 867–872.

[4] Ballantyne JC, Carr DB, Ferranti SD, et al. The comparative effects of postoperative analgesic therapies on pulmonary outcome : cumulative meta—analyses of randomized, controlled trials[J]. Anesth Analg, 1998, 86: 598–612.

[5] Smith BH, Torrance N, Bennett MI, et al. Health and quality of Iife associate with chronic pain of predominantly neuropathic origin in the community[J]. Clin J Pain, 2007, 23: 143–149.

[6] Courtney CA, Duffy K, Serpell MG, et al. Outcome of patients with severe chronic pain following repair of groin hernia[J]. Br J Surg, 2002, 89: 1310–1340.

[7] Riley JL, Robinson M E, Robinson. A meta-analytic review of pain perception across the menstrual cycle[J]. Pain, 1999, 81: 225–235.

[8] Coll A M, Ameen J. Profiles of pain after day surgery: patients' experiences of three different operation types[J]. J Adv Nurs, 2006, 53(2): 178–187.

[9] Grinstein–Cohen O, Sarid O, Attar D, et al . Improvements and difficulties in postoperative pain management[J]. Orthop Nurs, 2009, 28(5): 232–239.

[10] Apfelbaum J L, Chen C, Mehta S S, et al. Postoperative pain experience: results from a national survey suggest postoperative pain continues to be undermanaged[J]. Anesthesia & Analgesia, 2003, 97(2): 534–540.

[11] Rawal N, Berggren L. Organization of acute pain services: a low–cost model[J]. Pain, 1994, 57(1): 117–123.

[12] Chou R, Gordon D B, de Leon–Casasola O A, et al. Management of Postoperative Pain: A Clinical Practice Guideline From the American Pain Society, the American Society of Regional Anesthesia and Pain Medicine, and the American Society of Anesthesiologists' Committee on Regional Anesthesia, Executive Committee, and Administrative Council[J]. The Journal of Pain, 2016, 17(2): 131–157.

（石裕琦）

案例 2 ｜ 基于证据的综合疼痛管理策略的实施与改进

一、背景与意义

疼痛是骨科患者常见的表现，按照疼痛发生机制可将其分为外伤性和病理性疼痛两大类。疼痛既是一种不愉快的感受和经历，也是一种与血压、脉搏同等性质的生命体征，常发生于直接或潜在的机体组织损伤事件中。

因此，需要给予患者科学系统化的疼痛管理，以免发生不良医疗事件。合理的镇痛管理既可以减轻患者痛苦、改善临床症状，促进其快速恢复，同时又可多途径改善患者的生活质量。综合疼痛干预方案以患者为中心，以良好控制疼痛为基本原则，以改善医疗服务质量为载体，以优化治疗环境为途径，以改善机体功能和身心状态、减少并发症和药物不良反应为最终目的，积极探索疼痛管理护理模式，旨在更好地满足患者的需求。

本研究在常规护理干预基础上对患者实施综合疼痛干预方案，将综合疼痛干预的最佳证据应用于护理临床工作，旨在促进护士依据循证进行护理实践行为，提升以疼痛关爱为理念的护理内涵。

二、实施场所介绍

本项目在上海交通大学医学院附属新华医院 3 个骨科病区实施，共 134 张床位，36 名护理人员，每月约 480 例手术患者。

三、实施方法学

本研究应用牛津循证医学中心证据分级系统，对相关证据进行分级。通过建立项目团队，根据证据提供的审查指标进行基线审查。分析基线审查的结果，制定实施策略，解决基线审查中发现的审查指标未依从的问题。证据应用后再审查，以评估为改进实践而实施的干预措施的效果。

四、实施过程

（一）情景分析

该项目开展前，病房尚未开展综合疼痛干预方案。而在骨科病房中，多数患者常由于骨质病理性改变、重度创伤性骨折以及周围组织劳损等，出现不同程度的疼痛症状。疼痛不仅会对患者的健康状况带来影响，同时也容易引起焦虑、害怕等不良情绪，因此，本项目拟通过探寻有效合理的疼痛管理护理模式，更新医护人员的疼痛管理理念，将综合疼痛干预方案引入骨科病房中，减轻患者疼痛程度、提升患者康复训练的效果，进一步提高患者健康状况和生活质量。

（二）构建方案

通过应用牛津循证医学中心证据分级系统对相关证据进行分级，检索获得关于疼痛评估的3篇指南，提取其中7条关键证据。RNAO及NGC发布的指南介绍了证据级别，没有证据推荐级别，RNAO发布的指南循证等级是参考SIGN的有关证据分级制定，NGC发布的指南证据等级是参考美国卫生研究和质量管理局（Agency Healthy care Research Quality, AHQR）的有关证据分级制定。基于证据，制定审查指标。在临床中运用审查指标实施临床审查，分析基线数据，分析障碍因素，制定实施策略，审查指标如表3-7-3所示。

表 3-7-3　审查指标

证　据	临床审查指标
1. 应根据临床实际情况，选择疼痛评估时机，合理使用评估工具（D级）	1. 患者有专门的工具评估疼痛，并且根据实际情况选择适合的评估工具，并且动态评估患者疼痛程度
2. 根据患者具体情况，动态评估患者疼痛程度（C级）	2. 针对患者和家属的镇痛进行知、信念、行评估
3. 护士应评估患者和家属对于镇痛的治疗态度、信念（循证等级C）和知识（循证等级D）	3. 采取多模式的疼痛管理
4. 根据患者合并疾病等情况，可采用NSAIDs联合阿片类药物为基础的多模式镇痛（A级）	4. 护士对疼痛药物不良反应的预见性护理
5. 联合使用非阿片类中枢镇痛药（如曲马多）或阿片制剂（如吗啡等），应注意不良反应管理（A级）	5. 疼痛使用后的效果评价

（续　表）

证　据	临床审查指标
6. 护士为患者实施干预措施后，要评估患者的疼痛强度、疼痛对功能活动的影响、病情变化，以确定干预措施的有效性和安全性（Ⅱb）	6. 非急性期采取综合的健康教育方指导患者训练
7. 慢性疼痛患者应进行综合的患者教育，根据具体病情指导患者按运动处方在非急性期进行训练（D级）	

（三）执行实施方案

1. 组建项目团队与实施基线审查

组建项目团队，由护理部、骨科、网络中心、疼痛管理专科小组组成。设置项目负责人1人，由疼痛管理专科小组组长对组员进行质量审查方法学的培训、证据应用实施程序设计及进程掌控、数据汇总及分析等；疼痛管理专科小组与护理部积极协调各部门推进措施落实，网络中心负责信息平台实施与推进。证据实施所在病区的护士6名，包括护士长、骨干护士各1人，分别负责人员沟通、护士培训、数据收集等。疼痛管理专科小组负责证据提供。

实施基线审查，项目提取的7条证据转化为6条审查指标，在质量审查中采用以下方法收集资料。① 审查指标1、5通过HIS后台获取护士使用疼痛评估的正确性及干预措施后的效果评价是否正确。② 审查指标2、3、6通过疼痛专项护理质量评价标准对护理评估板块及患者评估板块进行评估分数统计（见附录1）。③ 审查指标4通过KASRP问卷对护士的对疼痛药物的相关知识进行测评。

基线审查对实施所在骨科病区的36名护士、30名实施髋膝关节置换的患者进行基线调查，调查采用问卷星设计问卷以及HIS后台数据汇总方式，计算每条审查指标的执行情况。

2. 分析审查结果

分析审查结果，审查指标1为疼痛评估工具使用准确率为86.7%；审查指标2为患者及家属评估板块反馈准确率为58.45%；审查指标3为护士多模式镇痛管理板块准确率为34.54%；审查指标4为KASRP（2014）问卷调查，共41题，正确率为45.91%；审查指标5为实施干预后的疼痛效果评价准确率，其准确率为75.45%；审查指标6为患者对健康教育知识反馈准确率为35.65%。如图3-7-9所示：

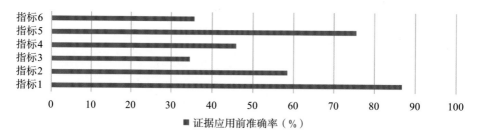

图3-7-9　证据应用前基线审查

3. 制定实施策略与产生实践变革

分析基线审查结果，明确目前存在的主要问题，通过4次审查小组会议，将现有最佳证据整合到护理实践中，在临床实践中执行实施策略，并产生实践变革。

（1）障碍因素1　护士对疼痛药物不良反应知识掌握不足，未能有预见性的护理举措。针对障碍因素制定变革策略，实施变革措施有：① 疼痛管理专科小组对护士进行培训与考核：疼痛管理专科小组对KASRP（2014）问卷调查中准确率进行分析，找出准确率最低的题目进行针对性的设计培训方案，安排疼痛管理专科小组组长及麻醉科医生来授课，内容包括骨科常见疼痛管理临床实践指南（2018版）的解读，常用阿片类药物及非阿片类药物使用及不良反应的培训，培训后对护士再次进行KASRP问卷的测评。② 简化麻醉科的会诊流程：由疼痛管理专科小组牵头麻醉科，简化麻醉科会诊流程，有24小时值班的麻醉科医生值班专用手机，可以由病区护士碰到疼痛药物不良反应，特别是镇痛泵造成的不良反应处置直接手机联系由麻醉科进行处理。③ HIS系统增加提示及文书书写中增加制定预见性护理措施：在医生开具医嘱使用非阿片类中枢镇痛药（曲马多）或阿片制剂（如吗啡等）药物时候，HIS系统跳出提示框提醒护士常见不良反应及常用预见性护理措施，护士勾选后护士录会有显示表明护士已落实相关的护理措施，督促护士对不良反应的重视及处置。

（2）障碍因素2 护士对患者的疼痛评估时机、工具等选择不当。针对障碍因素制定变革策略，实施措施有：① 疼痛的评估的时机选择：首先，在患者入院时筛查患者是否存在疼痛；其次，患者病情变化时筛查患者是否存在疼痛；最后，患者接受有创性操作（如穿刺、置管、拔管）时筛查患者是否有疼痛。② 全面疼痛评估：正确评估分析患者产生的活动性疼痛及静息性疼痛的原因，其内容包括患者疼痛发生和治疗的既往史、部位、强度、性质、疼痛发生的时间特征、缓解或加重患者疼痛的因素、疼痛对患者日常生活（如睡眠、工作能力等）的影响、疼痛对患者心理社会状态（如情绪、经济负担等）的影响。③ 疼痛的动态评估：疼痛的动态评估是指持续、动态评估患者的疼痛症状变化情况。持续动态地评估患者的疼痛强度、性质变化情况、疼痛加重或减轻等因素，并适时地调整疼痛管理计划。④ 疼痛评估工具选择：疼痛评估工具应有效且能量化反映疼痛强度及疼痛干预的有效性。对于能交流的患者应选用信效度良好、自我报告型的疼痛评估工具；对于无法交流的患者，应选用信效度良好、适用于特殊人群（患者意识水平改变或认知受损不能主诉疼痛时）的评估工具可选择行为学/生理学疼痛评估工具。

（3）障碍因素3 患者家属对疼痛认知、信念、行为不足。针对障碍因素制定变革策略，实施变革措施有：① 正确的疼痛教育：对患者及其家属进行疼痛知识和治疗方面的健康教育，才能为患者及其家属提供正确的疼痛知识，保证疼痛治疗的有效性。护士要不断反复地向其阐述正确的疼痛知识和止疼药的正确用法和剂量，引导其获得正确的疼痛知识，为主动参与疼痛管理打下良好基础。② 树立正确的疼痛信念：护士应充分应用护患之间的信任，对患者实施个性化的疼痛教育，使其树立正确的疼痛信念，鼓励并坚定其术后镇痛的信念，从而达到主动参与疼痛治疗的目的。③ 主动参与疼痛管理：疼痛是一种主观体验，患者对术后疼痛控制的态度和信念能直接影响患者在疼痛控制中所采取的行为，从而影响镇痛的效果。因此，护理人员需要纠正并强化患者术后自我镇痛管理行为，从而改善其术后镇痛的效果。

（4）障碍因素4 缺乏多模式多团队合作进行规范化系统化疼痛管理。针对障碍因素制定变革策略，实施变革措施有：① 设立疼痛专科小组：由具有丰富经验的疼痛管理专家担任组长，选拔具有疼痛管理经验和临床实践经验的一线护士加入。组建一支护理疼痛管理的临床专业队伍。疼痛小组建立之初，

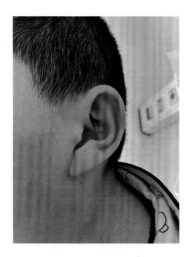

图3-7-10　中医疗法镇痛

就明确了工作职责、制定疼痛培训的相关计划、质控指标、敏感指标等，并参与疼痛护理的管理工作。② 试点科室中设立疼痛资源护士：即疼痛专科小组成员，该护士通过与病房护士、医生、康复科、患者、家属等密切接触中，提供疼痛护理管理实践，从而促进优质疼痛管理的职业行为。同时，该护士还负责将最新的疼痛管理知识与护士分享沟通。③ 开展多学科团队合作模式：采取包括护理团队、医生团队、麻醉科团队、康复科团队等在内的多团队合作模式。由护理团队作为主导，从患者的疼痛评估，到止痛方案的确立，再到实际应用的效果，护理团队全程的一个桥梁作用，使得多团队合作给予患者疼痛管理。④ 倡导多模式镇痛：止痛不单单是使用止痛药物，而是应该根据病情进行综合的疼痛管理，多模式的镇痛。基于证据，疼痛专科小组制定了综合疼痛干预方案，包括超前镇痛、多模式镇痛、非药物方法镇痛等。多模式方案的应用是基于专业的疼痛评分来选择的。非药物镇痛方法包括音乐疗法、物理镇痛、体位护理、中医疗法（图3-7-10）等。

（5）障碍因素5　患者疼痛管理的非药物治疗模式欠佳。针对障碍因素制定变革策略，实施变革措施有：① 制作疼痛非药物治疗患者使用手册：通过最佳证据，总结疼痛治疗非药物治疗使用手册，包括疼痛知识简介，疼痛自我鉴别，疼痛物理治疗方式等，手册放置于病房或门诊固定位置，方便患者及家属取阅及学习。② 微信平台同步推出疼痛非药物治疗科普宣传：根据急慢性疼痛的特点及病区范围，定时推送相关疼痛非药物治疗微信端科普宣教内容（图3-7-11），让患者及家属掌握不同疼痛情况的知识。③ 制作疼痛非药物治疗与运动康复锻炼的视频：由护理部疼痛管理专科小组与医院宣传科共同录制疼痛非药物治疗与运动康复锻炼的视频，包括颈项肌锻炼、腰背肌功能锻炼、针灸、太极、瑜伽等多学科康复手段及康复操。针对骨关节炎的非药物治疗推荐包括局部肌力训练、减重、护具和支具的使用视频等，录制人员由相关病区专业医护人员完成。

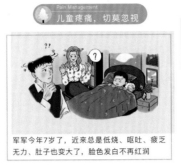

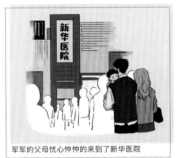

图 3-7-11 疼痛非药物治疗科普宣传

（四）资料分析与效果评价

1. 资料分析

证据应用后再次审查，指标1～6准确率均为100%，表明变革措施有效落实，如图3-7-12所示：

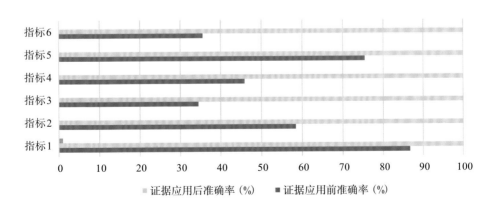

图 3-7-12 证据应用前后基线审查

2. 效果评价

制定专科指标评价项目实施情况。随着项目不断推进，疼痛评估相关措施及培训落实推广到整个外科住院病区。

（1）护士板块疼痛评估准确率　护士板块疼痛评估准确率均按照疼痛专项护理质量评价标准进行评估各项落实实施情况，在项目开展各时期疼痛专项质量评价准确率有所提升，见图3-7-13。

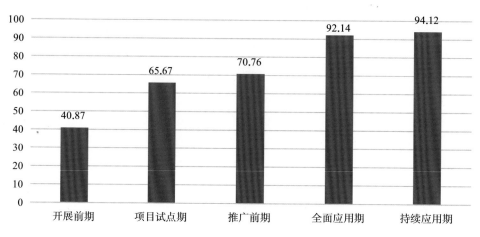

图3-7-13　护士疼痛评估准确率

（2）患者板块反馈准确率　患者板块疼痛评估准确率均按照疼痛专项护理质量评价标准进行评估各项落实实施情况，患者板块反馈准确略有所提升，见图3-7-14。

五、疼痛管理信息化平台应用推行

信息化建设是医院护理智能平台开展的重要环节，包括护理信息化的各项内容，其中信息化推进也是促进临床护理疼痛管理的重要手段，随着智能信息化的发展，逐渐形成层层递进更新的疼痛管理智能信息化模块，作为疼痛管理的强力软件支持。

初代模块为基于循证护理的疼痛管理信息模式。本项目主要内容为疼痛评估工具的信息化呈现（成人疼痛评估工具、儿童疼痛评估工具、婴幼儿疼痛评

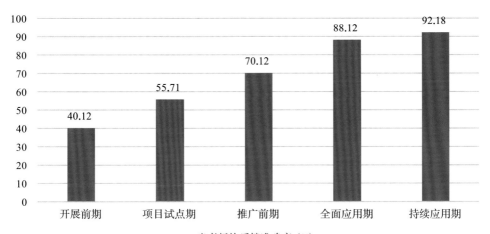

图3-7-14 患者板块反馈准确率

价工具），实现疼痛评估表单精准信息化，实现护士实施评估患者疼痛情况的信息互联，实现完整的信息化疼痛健康教育体系。

次代模块为PDA端录入的疼痛评估结果与护理记录及护理措施同步更新模式。通过护士对患者疼痛整体情况的评估，通过各年龄段及不同情况患者的疼痛评估录入结果，自动化地与护士记录进行同时实时更新录入，包括疼痛部位、性质、疼痛程度等，以上均在PDA端护士对患者进行实时评估时同步完成护士记录的信息化录入过程，同时提示护士相关疼痛护理措施。

终极模块为Siri语音智能模式，实现完全AI智能化疼痛管理（图3-7-15）。在次代模块基础上升级构建语音PDA输入AI分析处理模型，通过高级

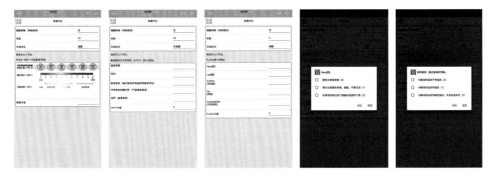

图3-7-15 AI智能化疼痛管理模块

智能平台技术，实现疼痛管理的医护患三者全方位沉浸式评估录入，实现疼痛治疗及护理措施同步化匹配模式，实现多维 AI 处理患者临床数据。建立后台疼痛药物管理智能信息库，在实施输入患者疼痛信息后，由 AI 智能系统自动识别患者所需疼痛管理模式（药物、非药物），自动推送疼痛管理护理措施各项内容，并将每一位患者的疼痛情况收入疼痛管理终端数据库以备临床医护人员进行科研统计使用。

六、长效机制与指标

1. 长效机制

（1）制定规章制度 该项目成功的规范了骨科患者的疼痛管理，改变了过去疼痛评估时机单一、疼痛工具应用不规范，疼痛管理流于表面的现象，制定了详细的护理规范与流程。在证据应用后的第一轮审查中，试点病房的护士能够正确动态地对患者进行疼痛评估。同时，疼痛管理方案的制定、多学科合作、多模式镇痛等也为后续疼痛管理的规范化提供了强有力的支撑。

（2）信息化手段辅助 疼痛的信息化管理是疼痛管理准确、持续应用于临床的关键点之一。希望能在未来的信息化建设中，将疼痛评估、干预方案的选择及应用，以电子化表单的形式纳入护理信息系统中，利用大数据对患者的年龄、疾病、手术方式、术中麻醉状况、镇痛药物的使用、非镇痛方案的实施进行信息整合，从而帮助临床决策，最大程度地加速缓解患者疼痛、缩短住院时间等。

2. 形成指标持续监测

（1）疼痛评估准确率=准确评估患者数/入院患者数×100%，对患者从入院起即采取疼痛评估，通过现场观察法+档案记录收集法进行资料收集。资料收集过程中，准确评估疼痛的人数计数为"1"，不准确评估则计数为"0"。

（2）疼痛健康教育合格率=合格患者数/出院患者总数×100%，按照入院-术前-术后-出院的过程制定健康教育路径，出院时调查患者健康教育内容是否完整。同样采取现场观察法+档案记录收集法进行资料收集。资料收集过程中，健康教育合格的人数计数为"1"，不合格则计数为"0"。

（3）患者镇痛满意度=镇痛满意的人数/出院患者总数×100%，患者出院时，请患者为住院期间的镇痛效果进行打分，选择1～10分进行打分。采用问卷收集法进行资料收集。评分≥8分视为满意，计数为"1"，评分<8分则视为不满意，计数为"0"。

（4）术后24小时中重度疼痛发生率=术后24小时中重度疼痛发生的人数/术后患者总人数×100%，术后24小时疼痛评分>3分则视为发生中重度疼痛，计数为"1"，若术后24小时疼痛评分≤3分则视为未发生中重度疼痛，计数为"0"。

七、案例特色

本案例是基于循证护理的最佳证据综合应用，通过证据生成、证据综合、证据传播、证据应用的方式发现最佳证据与临床实际情况的区别，分析引起证据实施的主要障碍因素，进一步制定对应的相关政策，逐步实现障碍突破，达到证据顺利应用于临床的目的。

在实施过程中，基于疼痛管理的专业理论保障各项策略的有效实施。同时结合智能信息化方式导入疼痛管理的各项医疗护理专业术语及治疗方案和护理措施，有效植入临床系统，提升临床患者疼痛管理品质，推动护理质量的持续改进。

在本实施场所，ERAS疼痛综合管理策略项目实施清单至少包含以下6个方面内容：① 基于证据的评估工具：数字评价量表NRS、视觉模拟评分VAS、Wong-Baker面部疼痛表情量表；② 信息化平台：不断更新研发或引入疼痛信息智能化平台；③ 知识提升：疼痛专科小组培训，以点带面，从疼痛小组专员到全院全员培训；④ 多学科团队：护士、医生、麻醉师、药师、信息工程师；⑤ 传播方式：视频、宣传手册、公众号等；⑥ 长效机制：规章、制度、流程、信息化手段。

参·考·文·献

［1］ Ljungqvist O, Scott M, Fearon KC, et al. Enhanced Recovery After Surgery: A Review[J]. JAMA Surg, 2017, 152(3): 292-298.

［2］ Grant MC, Yang DJ, Wu CL, et al. Impact of Enhanced Recovery After Surgery and Fast Track Surgery Pathways on Healthcare-associated Infections: Results From a Systematic Review and Meta-analysis[J]. Ann Surg, 2017, 265(1): 68-79.

［ 3 ］ Kehlet H. Multimodal approach to control postoperative pathophysiology and rehabilitation[J]. Br J Anaesth, 1997, 78(5): 606-617.

［ 4 ］ Abraham N, Albayati S. Enhanced recovery after sugrery programs hasten recovery after colorectal resections[J]. World J Gastrointest Surg, 2011, 3(1): 1-6.

［ 5 ］ McLeod R S, Aarts M A, Chung F, et al. Development of an enhanced recovery after surg6ry guideline and implementation strategy based on the knowledge-to-action cycle[J]. Ann Surg, 2015, 262(6): 1016-1025.

［ 6 ］ Thomas W Wanwright, Mike Gill, David A Mcdonald, et al. Consensus statement for perioperative care in total hip replacement and total knee replacement surgery: Enhanced Recovery After Surgery(ERAS)Society recommendations[J]. Acta Orthopaedica, 2019, 10(30)：1-17.

［ 7 ］ Betrand Debono MD, Thomas W. Wainwright PT, Michael Y. Wang MD, et al. Cosensus statement for perioperative care in lumbar spinal fusion: Enhanced Recovery After Surgery(ERAS)Society recommendations[J]. The Spine Journal, 2021, 1(11): 1-70.

［ 8 ］ 余婕，李小燕，周阳，等. 基于格林模式构建以护士为主导的疼痛管理模式［J］. 护理学杂志，2015，30（19）：20-23.

［ 9 ］ 余婕，周阳，李小燕，等. 膝关节置换术后早期疼痛轨迹的调查研究［J］. 护士进修杂志，2015，30（24）：2264-2265.

［10］ 段征征，刘义兰，陈婷. 认知行为干预在腰椎间盘突出患者疼痛中的应用［J］. 护理学杂志，2015，30（8）：4042.

［11］ 黄天雯，陈晓玲，谭运娟，等. 疼痛护理质量指标的建立及在骨科病房的应用［J］. 中华护理杂志，2015，50（2）：148-151.

（王　静，蔡　盈）

附表　新华医院疼痛专项护理质量评价标准

评估对象	评估内容	分值	评估关键点	备注
护士评估（80分）	1. 掌握疼痛评估方法	10	1. 疼痛评估工具 VAS/NRS/NAS/Wong Banker；2. 根据病情，选择合适疼痛评估工具；3. 能够正确评估患者当前疼痛状态；4. 选择合适的干预措施；5. 正确记录	
	2. 掌握镇静评估方法	5	病房使用：1. 镇静评估工具（病房镇静或监护室为 RASS）；2. 评估方法1、2、3、4、S 及各自代表的意义；3. 正确记录镇静监护室使用：1. 镇静评估工具（病房镇静或监护室为 RASS）；2. 评估方法4、3、2、1、0、-1、-2、-3、-4、-5 及各自代表的意义；3. 正确评估患者当前的镇静状态；4. 是选择合适的干预措施；5. 对于 RASS 评估为-2分时，疼痛评估无须进行	
	3. 可视化疼痛记录单记录合规范	10	1. 点时间评估有缺项或有涂改（不符合医院规定涂改）；2. 疼痛评估和患者实际不符；3. 镇静评估和记录不符；4. 不良反应的描述和患者实际不符，和护理记录不符；5. 硬膜外镇痛泵或 Bromage 评估和患者实际不符；6. 硬膜外镇痛泵导管固定与实际不符；7. 特殊记录和患者实际不符；8. 满意度未钩；9. 撤泵时间没有填写；10. 可视化记录单遗失	必要时检查老师携带模板进行
	4. PCA泵常规操作符合要求	10	1. 快速界定 PCA 泵功能运行状态：PCA 一次，观察界面数字变化，绿灯闪烁，风腕转动，齿轮转动，液体推进，患者疼痛分下降；2. 解读 P，可以执行暂停（1和4键长按后 P 消失）；3. 解读目前 PCA 泵的状态；可以执行 P 和重启（3和4键长按后 P 消失）；4. 解读 S，可以执行静音（2和3键长按后出现 S）和解除静音（2和3键长按后 S 消失）；5. 解读 END，并撤泵处理	必要时检查老师携带镇痛泵进行

（续 表）

评估对象	评估内容	分 值	评估关键点	备注
护士评估（80分）	5. PCA泵报警后操作处理规范	5	1. 界定PCA泵报警（运行中的PCA泵红灯闪烁，有报警音，患者对疼痛缓解不满意）；2. 护士检查管道通畅度，有无扭曲管道、折叠管道，误关三通或输液开关；3. 保持管道通畅；4. 快速界定PCA泵功能运行状态（PCA一次，观察界面数字变化，绿灯闪烁，风扇转动，齿轮转动，齿轮转动✓液体推进，复评患者疼痛）；5. 和患者及家属做好解释，告知注意事项	
	6. 熟练掌握镇痛不全后处理流程	10	1. 界定PCA泵患者镇痛不全：连续按压2次PCA后，VAS≥4分；2. 或患者没有达到患者预期的疼痛；3. 护士会继续按压PCA（患者呼吸频率>11次/分，病房镇静<3分，镇痛泵工作是否正常，有无其他不良反应，患者预期疼痛分——一次定是否追加药物）；4. 呼叫其他APS医生，或呼叫病房医生；5. 对症处理：根据医嘱使用镇痛药物；6. 做好心理护理；7. 加强生命体征观察，30分钟后疼痛复评；8. 对后续存在的镇痛不全，是否有持续的对理记录可视化记录，需要和护理记录内容一致；9. 对后续疼痛评估；10. 做好患者与家属的解释及疼痛处理及告知相关注意事项	
	7. 熟练掌握PCA泵过度镇静（呼吸抑制）处理流程	5	1. 界定PCA泵患者过度镇静（病房镇静评估≥3分）；2. 停止PCA泵；3. 唤醒或深刺激后刺激唤醒患者；4. 呼叫病房医生或呼叫APS医生；5. 保存气道通畅，吸氧；6. 对症处理：必要时纳洛酮针治疗；7. 加强生命体征及血氧观察，30分钟后镇静复评；8. 做好可视化记录，需要和护理记录一致；9. 做好患者与家属的解释和护理记录及告知相关注意事项；10. 心理支持	

（续　表）

评估对象	评估内容	分值	评估关键点	备注
护士评估（80分）	8. 熟练掌握恶心呕吐（其他不良反应）处理流程	5	1. 界定PCA泵患者恶心、呕吐（恶心感受、呕吐次数1～3次，4～6次，6次以上）；2. 继续观察，做好处理；3. 严重者停止PCA泵，做好评估与可视化记录，需要呼叫APS医生；5. 做好PCA其他不良反应（头晕、低血压、皮疹等）；2. 继续观察，对症处理并做好解释；3. 严重者停止PCA泵；4. 呼叫病房医生或呼叫APS医生，需要做好复查记录，需要一致	
	9. 知晓多模式镇痛管理	10	1. 掌握多模式镇痛管理的概念（不同镇痛方法和不同镇痛方式的联合应用）；2. 熟悉多模式镇痛的药物在围术期的联合应用：阿片类药物（2种阿片类药物的名称）；3. 阿片类药物使用注意事项；4. 非甾体类镇痛药物名称；5. 非甾体类药物使用注意事项；6. 知晓围术期多模式镇痛的方法：切口局封、静脉镇痛、硬膜外镇痛等；7. 其他方法的镇痛（心理支持、物理方法等）；8. 熟悉APS联系方式665800，可以通过查询知晓；9. 结合科室实际情况，举例说明多模式镇痛途径（APS固定电话7082；手机APS会诊）；10. 镇痛疑难病例，及时联系APS会诊	
	10. 病房疼痛护士工作符合要求	10	1. 电子镇泵统一存放（建立文件夹）；2. 病房疼痛护士定期传达APS季度沙龙内容（有记录和签字，在科务会议上体现）；3. 病房疼痛护士定期培训病房护士（有记录和签字）；4. 病房疼痛护士更换时交接有序（病房疼痛护士更换时通知APS专职护士，上报更换后疼痛护士的个人信息，APS资料交接，APS相关知识、技能交接）；5. 病房疼痛护士APS资料存放（建立文件夹和记录和签字）	

（续 表）

评估对象	评估内容	分 值	分 值	评估关键点	备 注
	询问患者：护士有无做过术后有镇痛教育，做过以下那儿个内容的教育，一处得1分，总分计10分	有否宣教	掌握程度	首先确定护士是否宣教，如果确认患者宣教过，就得1分；根据教育过的内容评价掌握程度，能说出80%以上得1分，50%以上得0.5分，总计10分	备注
患者评估（20分）		分值	分值		
	1. 能主动陈述疼痛	1	1	能主动陈述疼痛：不痛、有点痛、很痛；或者现在有几分痛	
	2. 会使用疼痛评估工具	1	1	可以使用语言描述或数字评估或脸谱评估或VAS等工具进行疼痛的自我评估	只需要一种
	3. 发生疼痛后会操作PCA	1	1	患者疼痛≥4分或者超过疼痛预期时，会主动进行PCA操作或者家属帮助下PCA操作	
	4. PCA的使用方法及注意事项	1	1	使用PCA时，必须每隔15分钟1次，否则是无效按压；按压PCA后，患者及家属需要注意患者意识、呼吸频率、有无其他不良反应（恶心、呕吐、过度镇静等）的观察；并且需要学会疼痛的自我复评	

（续 表）

评估对象	评估内容	分 值	评估关键点	备 注
患者评估（20分）	5. 当PCA镇痛不全时，会及时主动呼叫护士，护士处理及时	1	患者疼痛超过预期，连续按压PCA后，疼痛仍然≥4（或者超过患者预期），患者或者家属会主动呼叫护士；护士会在及时处理：呼叫病房医生或者呼叫APS医生或者对症处理	
	6. 当恶心、呕吐发生时，护士是否及时处理	1	当轻度恶心、呕吐产生时，患者会继续使用PCA泵，但需要注意观察，也可以先对症处理（如胃复安等）；恶心、呕吐严重时，需要暂停PCA泵，并同时对症处理（胃复安等），在暂停镇痛泵期间，需要注意疼痛评估，及时处理因为暂停镇痛泵引起的镇痛不全现象	
	7. 知晓麻醉科疼痛医生会每日随访患者	1	对麻醉医生随访患者的事件了解	
	8. 镇痛效果满意	1	患者疼痛缓解50%～75%左右，对镇痛效果满意	
	9. 疼痛管理服务满意	1	对于麻醉科APS团队处理模式满意	
	10. 出院后随访	1	出院时，患者仍有疼痛，尤其疼痛≥4分或者超过患者预期时，需要定期到疼痛门诊复诊	

**基于证据的预防术后恶心呕吐管理
策略的实施与改进**

一、背景与意义

术后恶心呕吐（postoperative nausea and vomiting, PONV）是指术后24小时内发生的恶心和呕吐，是麻醉和术后最常见的不良反应之一。大约30%的患者会发生术后恶心呕吐，当患者具有发生术后恶心呕吐危险因素（例如女性、吸入麻醉、使用阿片类药物、非吸烟者）时，发生率高达80%。研究显示，由于手术、麻醉、术前禁食、特殊用药等原因，肝切除患者术后恶心呕吐发生率为30～50%。术后发生恶心、呕吐，会提高术后并发症发生率，延长患者住院时间，增加医疗费用，严重影响术后恢复，甚至增加术后死亡率，降低患者满意度。因此，防治PONV具有重要的临床意义，2020年，国际麻醉研究协会发布第四版术后恶心呕吐管理共识指南，建议对手术患者开展多模式预防管理方案，包括药物干预和非药物干预。

在临床实践中，由于医保政策、机构政策、药物供应情况、医务人员PONV防治意识以及患者意愿等原因，多模式PONV预防措施未能有效落实，临床实践与指南推荐仍有较大的差距。在我院术后患者恶心呕吐管理实践中，尚未开展术后恶心呕吐发生风险的评估，术后未常规开展药物及非药物预防。术后患者发生恶心和呕吐时，医务人员一般给予心理疏导和调整镇痛泵的剂量，若呕吐严重时，则使用5-HT$_3$受体拮抗剂。临床护理人员在术后症状管理中起着重要的作用，然而实践中缺乏科学、可行的管理方案。

药物的选择将由患者因素、机构政策和药物供应情况决定。考虑到在机构层面上，PONV药物管理方案的设计和实施需考虑到治疗的成本效益和药物的可获得性，而非药物干预具有较好的成本效益、临床效益、可获得性。

本项目将预防术后恶心呕吐的非药物干预最佳证据应用于护理临床工作，

旨在促进护士依据循证进行护理实践行为，以期预防术后患者发生恶心呕吐。

二、实施场所介绍

本项目在复旦大学附属中山医院1个外科病区实施，共60张床位，21名护理人员，每月约160例手术患者。

三、实施方法学

本研究遵循复旦大学JBI循证护理合作中心基于证据的持续质量改进模式应用证据。以持续质量管理的PDCA循环、循证实践及业务流程管理作为指导性方法，把系统检索和质量评价的证据作为临床决策和质量管理的依据。包括证据获取、现状审查、证据引入及效果评价4个阶段。

四、实施过程

（一）情景分析

该项目开展前，病房尚未开展术后恶心呕吐风险评估与预防措施落实。而术后患者存在较大的恶心呕吐发生风险比例，因此，本项目拟通过应用评估系统识别中高风险患者，并对中高风险患者实施非药物干预，避免预防措施落实不足的现状。

（二）构建方案

系统检索中国生物医学文献数据库、中国知网、中华医学会麻醉分会官网、UpToDate、BMJ Best Practice、乔安娜布里格斯研究所（Joanna Briggs Institute, JBI）循证卫生保健研究中心、Cochrane Library等数据库中关于术后恶心呕吐管理的证据，获得关于PONV评估和预防的1篇临床决策，2篇指南，14篇系统评价，提取其中5条关键证据。选取12名专家从可行性、有效性、适宜性以及临床意义4个方面对于每条证据进行可用性论证，最终确立3条证据强推荐的证据，即风险评估、穴位刺激预防法以及芳香疗法。其中穴位刺激法的具体实施方式，中医科专家建议方式为穴位按摩，芳香疗法的身体实施方式，中医科专家建议使用薄荷精油，以此制定审查指标，在临床中运用审查指标实施临床审查，分析基线数据，分析障碍因素，制定实施策略，审查指标如表3-8-1所示。

表 3-8-1　审查指标

证　　　据	临床审查指标
1. 所有患者术前接受术后恶心呕吐的发生风险筛查（Level 3, Grade C）	1. 责任护士术前1天使用Apfel简化风险评分系统评估成人术后恶心呕吐的发生风险
2. 围术期采取穴位刺激法预防恶心呕吐（Level 1, Grade A）	2. 责任护士围术期为中高危患者采取PC6穴位按摩的操作预防恶心呕吐
3. 围术期采取芳香疗法预防恶心呕吐（Level 1, Grade A）	3. 责任护士于术后1小时开始为中高危患者采取薄荷精油蒸汽吸入法预防恶心呕吐

（三）执行实施方案

1. 组建项目团队与实施基线审查

组建项目团队，由护理部、肝外科、网络中心、复旦大学循证护理中心导师组成。设置项目负责人1名，对组员进行质量审查方法学的培训、证据应用实施程序设计及进程掌控、数据汇总及分析等；肝外科与护理部积极协调各部门推进措施落实，网络中心负责信息平台实施与推进。证据实施所在病区的护士长和1名骨干护士，分别负责人员沟通、护士培训、数据收集等。实施基线审查将项目提取的3条证据转化为3条审查指标，在质量审查中采用以下方法收集资料。① 审查指标1通过查看护理记录单记录查询；② 审查指标2、3通过反馈患者和家属信息判定。所有审查指标均以"是""否"为评价结果。

对21名护士、180例肝切除手术患者进行基线审查，计算每条审查指标的执行情况。

2. 分析审查结果

分析审查结果，如图3-8-1所示。

3. 制定实施策略与产生实践变革

分析基线审查结果，明确目前存在的主要问题，通过2次审查小组会议，将现有最佳证据整合到护理实践中，在临床实践中执行实施策略，并产生实践变革。

（1）障碍因素1　病房尚未开展PONV风险评估。针对障碍因素制定变革

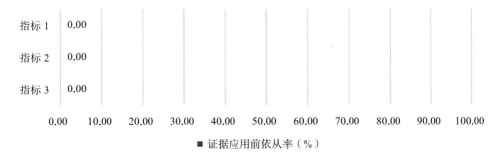

指标 1	0.00
指标 2	0.00
指标 3	0.00

0.00　10.00　20.00　30.00　40.00　50.00　60.00　70.00　80.00　90.00　100.00

■ 证据应用前依从率（%）

图3-8-1　证据应用前基线审查

策略，实施变革措施有：① 基于证据选择风险评估量表：根据指南推荐，选择使用Apfel简化风险评分系统（图3-8-2）来评估成人术后恶心呕吐的发生风险。② 建立术后恶心呕吐的评估标准及流程：根据Apfel简化风险评分系

术后恶心呕吐风险评估表

1. 姓名：_____　　住院号：_____

2. 床号：_____　　年龄：_____ 岁

3. 术后恶心呕吐风险评估

项　　目	分值（"是"赋值为1分）
1. 女性	
2. PONV史或者晕动史	
3. 非吸烟	
4. 术后使用阿片类药物	
总分	

4. 术后恶心呕吐评估

（1）术后2小时：_____级；持续时间：_____h_____min；

（2）术后6小时：_____级；持续时间：_____h_____min；

（3）术后24小时：_____级；持续时间：_____h_____min；

> Ⅰ级：无恶心，且也未发生呕吐；
> Ⅱ级：有较轻的恶心，但未发生呕吐；
> Ⅲ级：有发生呕吐，但呕吐不伴有胃内容物；
> Ⅳ级：发生患者难以忍受的PONV，多伴有胃内容物。

图3-8-2　术后恶心呕吐评估表单

统的具体条目，结合围术期管理常规，制定PONV评估细则，经护理部及肝外科审核批准后全院落实。评估时间节点：术前1天10点；评估方式：责任护士评估术后恶心呕吐的风险，记录于评估表单中。③ 开展科内医护人员培训：培训科内全部人员，包括轮转、新进人员，内容涵盖术后恶心呕吐发生机制、后果以及Apfel简化风险评分系统各条目的评估方法；④ 定期评估护士对术前评估的依从性：护士长每日查看评估表单，检查有无漏评与错评。

（2）障碍因素2　护士缺乏系统PONV预防知识和可参照实践标准。针对障碍因素制定变革策略，实施变革措施有：① 建立PONV预防实践标准：护理部联合肝外科和中医科制定PC6穴位按摩和薄荷精油的操作标准及流程（图3-8-3）。PC6穴位按摩的时间为术晨6点、8点，术后1小时、2小时、4小时、6小时，按摩的部位为前臂掌横纹中点上两寸（4～5 cm），按摩时间为每次4分钟，按摩强度为适中、使穴位产生酸麻感和轻微痛感；薄荷精油吸入的时间为术后1小时；吸入时间为每次1分钟；吸入频率为前15分钟内每5分钟1次，然后每30 min 1次，共7次。② 将PONV预防实践整合入信息系统：术后医生为中高危患者开具穴位按摩法和薄荷精油吸入法的治疗医嘱。③ 开展科内护士培训：培训科内全部人员，包括轮转、新进人员，内容涵盖穴位按

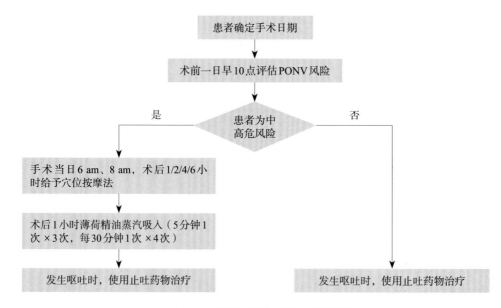

图3-8-3　PONV评估-预防-处置流程

摩法和薄荷精油吸入法的方法、流程及作用机制。④ 定期评估：定期评估护士对穴位按摩法和薄荷精油吸入法的掌握程度和依从性，根据漏做、错做的情况展开再培训。

（3）障碍因素3 缺乏患者和家属PONV健康教育项目。针对障碍因素制定变革策略，实施变革措施有：① 拍摄健康教育视频：联合中医科，拍摄具体、详细、操作性强的穴位按摩法操作视频，提高干预措施的科学性；并制作穴位按摩法操作视频的二维码，印于术前宣教材料上，提高干预措施的依从性。② 制作健康教育单页：根据穴位按摩法和薄荷精油吸入法操作要点，制定住院患者PONV预防单页（图3-8-4），供患者于围术期使用。

术后恶心呕吐的预防管理

恶心呕吐是术后常见的并发症，一旦发生，不仅引起感官上的不适，呕吐严重者还会影响伤口愈合，因此早期预防至关重要。围术期采取**穴位按摩法**能够有效改善术后恶心呕吐的发生。

1、部位：前臂掌横纹中点上两寸（约4-5cm）

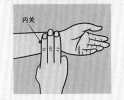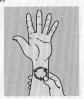

2、时间：明天开始，每次按摩4分钟，共7次。

□术日晨6点　　　□术日晨8点　　　□术后返回病房　　□术后返回病房1小时

□术后返回病房2小时　　□术后返回病房4小时　　□术后返回病房6小时

3、方式：用对侧拇指的指腹按摩（以顺时针和逆时针的方式，勿用指甲）

左侧穴位顺时针1分钟 → 右侧穴位顺时针1分钟 → 左侧穴位逆时针1分钟 → 右侧穴位逆时针1分钟

4、力度：适中力度，使穴位产生酸麻感、轻微痛感。

具体方法扫描下方二维码观看视频。

图3-8-4　PONV预防管理健康宣教单

（四）资料分析与效果评价

1. 资料分析

证据应用后再次审查，指标1～3依从率均高于95%，见图3-8-5，表明变革措施有效落实。

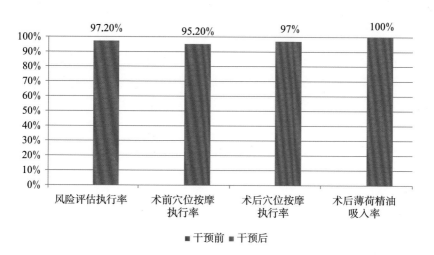

图3-8-5 证据应用后审查指标落实率

2. 效果评价

（1）术后恶心呕吐发生率及严重程度

采用wilcoxon秩和检验检测两组在试验期间术后恶心呕吐发生率及严重程度的变化，结果显示，试验组呕吐发生率（9.9%）低于对照组（25%），存在统计学差异，$P < 0.05$。非药物管理显著降低了术后恶心呕吐的严重程度。见图3-8-6。

（2）护士的恶心呕吐防治知识显著提高

3个月后，护士的恶心呕吐防治知识显著提高，均提高到90%以上，尤其是术后恶心呕吐的高危因素、评估工具、穴位按摩方法，见图3-8-7。

五、长效机制与指标

1. 长效机制

制定规章制度：该项目成功地将PONV风险评估纳入肝外科手术患者常

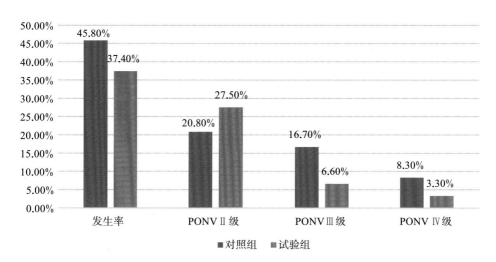

图3-8-6 两组术后恶心呕吐发生率级及严重程度

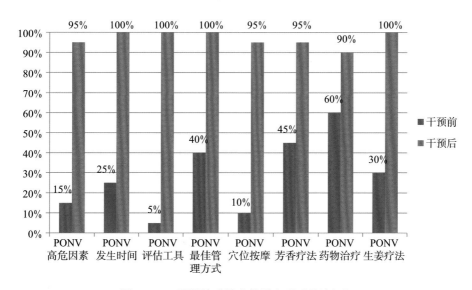

图3-8-7 干预前后护士的恶心呕吐防治知识

规评估中，改变了护理规章制度与流程。在证据应用后第一审查中，实施病房的护士均能够在术前24小时内使用该工具对患者进行PONV风险评估。同时，制定并实施了PONV相关流程和制度，使得在之后的审查中，这一积极结果也得以维持。

信息化手段辅助：PONV的信息化管理是最佳证据能够持续应用于临床的

关键。将PONV非药物预防措施以"治疗医嘱"的形式嵌入医院信息系统，一旦患者术前PONV风险评估为中高危，医生将为其开具"非药物预防措施"的治疗医嘱，有利于护士快速执行。

2. 形成专项指标与质量标准

（1）住院患者术前PONV评估率＝评估患者数/手术患者数×100%。

（2）PONV非药物预防措施落实率＝手术患者PONV非药物预防措施人数/手术患者PONV风险等级中危及以上人数×100%。分为2个子指标，分别是PC6穴位按摩落实率及薄荷精油吸入落实率。

六、案例特色

本案例利用非药物干预在术后恶心呕吐管理中具有的较好的成本效益、临床效益、可获得性，旨在将其纳入作为临床实践常规。通过检索证据，制定审查指标，实施基线审查发现最佳证据与临床实践的差距，分析主要障碍因素，进一步制定对策，从而将非药物管理的最佳证据逐步引入临床护理实践，通过培训、检查、再培训等方式进行督促，使护士改变既往行为，逐步接受、巩固基于循证依据的护理行为，达到实现临床变革的目的。

在此过程中，建立术后恶心呕吐全程管理流程、将实施策略上升为护理规章制度是确保该策略能够持续的长效机制。借助信息化手段将恶心呕吐非药物管理最佳证据整合、植入电子医嘱系统是促进行为改变，推动护理质量持续改进的有效方法。

该项目实施的关键与挑战则是护士术后恶心呕吐的防治意识和实践行为依从性，本案例在证据应用前进行了全员规范化培训，主要内容包括术后恶心呕吐的发生机制、风险评估、药物管理、非药物管理方法及作用机制、恶心呕吐全程管理流程等，并进行考核，评价护理人员的恶心呕吐防治知识掌握程度。此外，为了将术后恶心呕吐全程管理流程整合入临床实践常规，增加小组长的岗位职责：术后恶心呕吐评估与干预的督察，做到"班班清"；增加护士长和科研护士的岗位职责：术后恶心呕吐风险评估与干预的查检，促进全程管理的准确、按时落实。

参·考·文·献

［1］ Collins A. Postoperative nausea and vomiting in adults: Implications for critical care postanesthesia[J]. Crit Care Nurse, 2011, (31): 36−45.

［2］ Phillips C, Brookes C D, Rich J, et al. Postoperative nausea and vomiting following orthognathic surgery[J]. International Journal of Oral and Maxillofacial Surgery, 2015, 44(6): 745−751.

［3］ Rüsch D, Becke K, Eberhart L H J, et al. Postoperative nausea and vomiting (PONV)-recommendations for risk assessment, prophylaxis and therapy−results of an expert panel meeting[J]. Anasthesiologie, Intensivmedizin, Notfallmedizin, Schmerztherapie: AINS, 2011, 46(3): 158.

［4］ 刘梅，石春凤. 肝脏术后恶心呕吐的原因分析及护理［J］. 护士进修杂志，2011，26（18）：1711−1713.

［5］ Myles P S, Williams D L, Hendrata M, et al. Patient satisfaction after anaesthesia and surgery: results of a prospective survey of 10, 811 patients[J]. British journal of anaesthesia: BJA, 2000, 84(1): 6−10.

［6］ Fortier J, Chung F, Su J. Unanticipated admission after ambulatory surgery—a prospective study[J]. Can J Anaesth, 1998, 45(7): 612−619.

［7］ Gan T J, Belani K G, Bergese S, et al. Fourth Consensus Guidelines for the Management of Postoperative Nausea and Vomiting[J]. Anesthesia & Analgesia, 2020, Publish Ahead of Print.

［8］ Apfel C C, Läärä E, Koivuranta M, et al. A simplified risk score for predicting postoperative nausea and vomiting: conclusions from cross-validations between two centers[J]. Anesthesiology (Philadelphia), 1999, 91(3): 693.

［9］ ASPAN'S Evidence-Based Clinical Practice Guideline for the Prevention and/or Management of PONV/PDNV[J]. Journal of PeriAnesthesia Nursing, 2006, 21(4): 230−250.

［10］ Liu Y, Tang W P Y, Gong S, et al. A Systematic Review and Meta-Analysis of Acupressure for Postoperative Gastrointestinal Symptoms among Abdominal Surgery Patients[J]. The American Journal of Chinese Medicine, 2017, 45(06): 1127−1145.

［11］ Hines S, Steels E, Chang A, et al. Aromatherapy for treatment of postoperative nausea and vomiting: a Cochrane systematic review[J]. International journal of evidence-based healthcare, 2009, 7(3): 211.

［12］ Singh P M, Borle A, Rewari V, et al. Aprepitant for postoperative nausea and vomiting: a systematic review and meta-analysis[J]. Postgraduate Medical Journal, 2016, 92(1084): 87−98.

［13］ Chaiyakunapruk N, Kitikannakorn N, Nathisuwan S, et al. The efficacy of ginger for the prevention of postoperative nausea and vomiting: A meta-analysis[J]. American Journal of Obstetrics and Gynecology, 2006, 194(1): 95−99.

（陈　潇）

| 第九节 | **基于证据的术后早期活动管理策略的实施与改进** |

案例1 | 腹部手术患者术后早期活动管理策略的实施与改进

一、背景与意义

术后早期下床活动是快速康复外科的重要组成部分。尽管有多项研究表明，早期下床活动可以促进机体各个系统的血液循环及新陈代谢、有利于组织的再生修复、促进肠道功能恢复、降低下肢静脉血栓的发生率，但目前临床护士对术后早期活动指导只是笼统的宣教而缺乏标准的活动指导方案，导致患者因不了解活动的方式和强度，从而影响了下床活动的效果和康复的进程。此外，患者和家属也会因术后体虚、伤口疼痛、担心伤口裂开、引流管脱落等原因，不愿意配合进行早期活动。同时，也有研究表明，术后未能及时的拔除引流管也是影响早期活动的重要因素之一。

本研究目的是将现有腹部术后早期下床活动相关的最佳证据应用到护理实践中，评估研究成果转化为临床实践的障碍并采取有效策略，推动发展最佳实践，促进医疗护理质量的不断改进。术后早期活动是加速康复的一个重要组成部分。术后早期活动有利于促进患者组织再生修复和肠道功能恢复，降低下肢静脉血栓发生率。

目前临床上护士对患者术后早期活动缺乏标准的指导方案，多数患者对术后早期活动的认识不足，活动依从性差。此外，术后疼痛、担心伤口裂开、留置导管等也在一定程度上影响了患者术后早期活动。

本研究将腹部手术患者术后早期活动相关的最佳证据应用于临床护理实践，旨在提高患者术后早期活动的依从性，促进患者健康。

二、实施场所介绍

本项目在复旦大学附属中山医院胃肠外科病房实施，每月约150例手术患者。

三、实施方法学

本研究采用澳大利亚JBI（Joanna Briggs Institute, JBI）循证卫生保健中心发布的"临床证据实践应用系统"（practical application of clinical evidence system, PACES），分为证据应用前的基线质量审查、证据应用及应用后的质量审查3个阶段，并借助该系统中的"临床转化系统"（getting research into practice, GRiP）将现有的最佳证据整合到临床护理实践。

四、实施过程

（一）情景分析

该项目开展前，病房尚未开展术后早期活动的健康指导及措施落实。本项目通过将腹部手术患者术后早期活动相关的最佳证据应用于临床护理实践，以提高患者术后早期活动的依从性、促进患者康复。

（二）构建方案

通过检索JBI临床治疗及护理证据在线数据库（Clinical Online Network of Evidence for Care and Therapeutics, JBI COnNECT+）、Cochrane Library、Clinicalkey for Nursing、PubMed、Embase、中国生物医学文献服务系统（CBM）、中国知网和万方数据库，获得关于腹部手术患者术后早期活动的2篇临床实践指南、3篇专家共识、2篇证据总结，提取8条相关最佳证据。基于FAME评价，制定了6条审查指标。在临床中运用审查指标实施基线审查，分析数据，分析障碍因素，制定实施策略，审查指标如表3-9-1所示。

表 3-9-1　审查指标

证　据	临床审查指标
1. 患者应该有一个合适的护理计划，列出每天的活动目标（Grade B）	1. 为患者制定护理计划，建立早期活动目标

（续　表）

证　据	临床审查指标
2. 手术前，患者应获得关于术后早期活动的书面指导（Grade B）	2. 患者和家属应得到术后早期活动的书面指导
3. 患者应接受最佳疼痛管理，以促进早期活动（Grade A）	3. 患者应获得最佳的疼痛管理方案
4. 术后患者应尽早地、循序渐进地进行早期活动（Grade B）	4. 患者在术后应尽早地进行活动，并每日增加活动量
5. 减少腹腔引流管或导尿管放置，或尽早拔除，以便活动（Grade A）	5. 避免留置腹部引流管和导尿管，或尽早拔除
6. 所有临床工作人员都应参加关于早期活动的教育培训（Grade B）	6. 所有护士应接受患者术后早期活动相关培训，掌握活动计划的制定和实施

（三）执行实施方案

1. 组建项目团队与实施基线审查

建立审查小组，由1名JBI循证护理中心导师、1名普外科护士长、3名普外科高年护士（工作年限≥15年）、2名普外科医师和1名康复科医师组成。普外科护士长担任审查小组组长，负责项目的总体设计、人员培训和协调；JBI循证护理中心导师负责项目的整体指导和质量督查；3名普外科高年资护士负责研究的实施、反馈和数据收集；普外科医生负责患者的用药指导；康复科医生协助制定患者术后早期活动方案。

实施基线审查，项目提取的6条审查指标，在质量审查中采用以下方法收集。① 审查指标1、2通过访谈和问卷调查了解患者是否设立早期活动目标及有无得到相关的书面教育指导；② 审查指标3采用疼痛数值评价量表（Numerical Rating Scale, NRS）评估患者术后疼痛情况；③ 审查指标4通过护理记录单、计步器及家属反馈，了解患者术后是否执行了早期、进展性的活动计划；④ 审查指标5通过查看护理记录单来确定患者腹部伤口引流管和导尿管的留置情况及拔除时间；⑤ 审查指标6通过对护士进行访谈了解其是否接受过术后早期活动相关培训，并采用知识问卷了解护士对早期活动相关知识的掌握情况。所有审查指标均以"是""否"为评判结果。

基线审查对18名护士、30例腹部手术患者进行基线审查，将所有资料输入PACES系统，计算每条审查指标的执行情况。

2. 分析审查结果

分析审查结果，如图3-9-1所示：

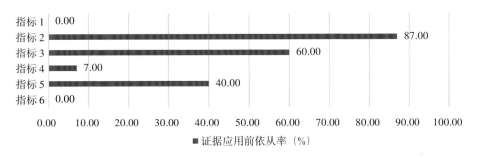

图3-9-1　证据应用前基线审查

3. 制定实施策略与产生实践变革

分析基线审查结果，明确目前存在的主要问题，通过4次审查小组会议，借助GRiP系统确定解决现存问题的可利用资源并制定相应行动策略，将现有的最佳证据整合到临床护理实践中。

（1）障碍因素1　护士对术后早期活动相关知识掌握不足。针对障碍因素制定变革策略，实施变革措施有：① 落实培训计划：针对性地设计术后早期活动培训内容，开展相关循证知识及实践方法的系统培训，内容包括术后早期活动的意义、方案制定、不良反应观察等。② 流程图制定：制定术后早期活动流程图，见图3-9-2。对低年资护士起到临床指导意义。

（2）障碍因素2　护士不能对患者实施最佳的疼痛管理方案。针对障碍因素制定变革策略，实施变革措施有：① 做好疼痛评估：培训护士使用NRS疼痛数字评价量表对患者进行正确疼痛评估。② 流程图制定：制定早期活动疼痛管理流程，见图3-9-3。根据患者疼痛情况给予相应的处理。患者NRS评分≤3分，指导其取半卧位，正确保护伤口；评分4～6分，指导其按压自控式镇痛泵一次，如疼痛不能缓解，通知医师并遵医嘱使用缓解疼痛的药物，做好用药效果观察；评分≥7分，通知床位医师和麻醉师，每小时进行疼痛评估并遵医嘱予以药物干预。

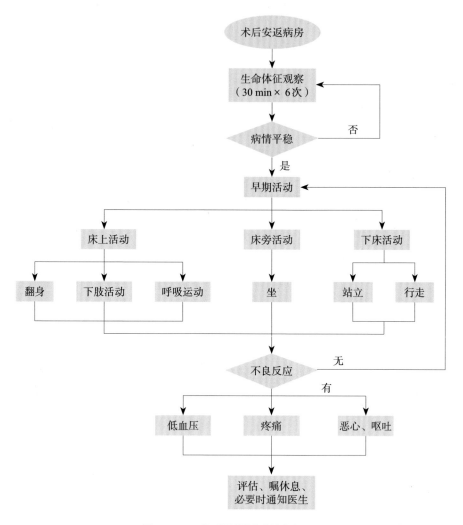

图3-9-2 术后早期活动流程图

（3）障碍因素3 医护人员未及时拔除留置导管而阻碍患者早期活动。针对障碍因素制定变革策略，实施变革措施有：① 尽早拔除管路：有拔管指征的患者，及时提醒床位医师，尽早拔除留置导管。② 制作留置导管固定单页，见图3-9-4。指导患者掌握导管固定方法及注意事项，主要内容包括：引流袋固定应低于引流管平面，防止引流管逆流，但不能过低，以防行走时导管牵拉脱出；下床活动时应妥善固定导管，避免扭曲折叠。患者第一次下床活动时，由责任护士进行示范及指导，确保患者及家属正确掌握引流管固定方法。

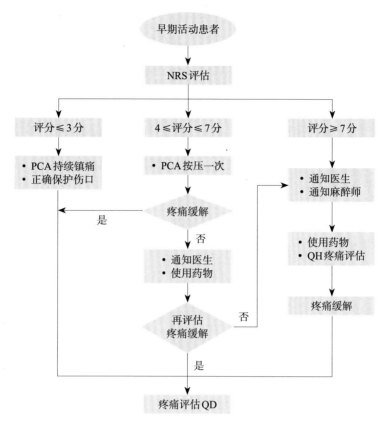

图3-9-3 早期活动疼痛管理流程

（4）障碍因素4 患者没有活动计划及活动日志。针对障碍因素制定变革策略，实施变革措施有：① 健康教育处方：康复科医生制定早期活动健康教育处方，见图3-9-5。告知早期活动的目的、方法和注意事项。术后2小时定时做深呼吸运动，每2小时翻身一次。麻醉清醒后，开始在床上做上下肢伸展运动，每日2～3次，每次10遍。术后第1天除有禁忌者，均鼓励下床活动，活动顺序为床上坐起，床边站立，扶床行走，离床行走，每日2～3次，每次10～15分钟。术后第2天可逐步过渡到病房外活动。术后第1天行走距离为25～50 m，逐渐增加至出院时可独立行走50～100 m。② 设计患者活动日志：该日志分为患者版（图3-9-6）及护士版（图3-9-7）2种。患者日志主要包括活动方法、活动时间和距离，无法自行填写的患者可由主要照顾者根据患者实际情况代为填写。护士版活动日志主要包括患者下床活动时间、活动量及

下床活动引流管固定方法

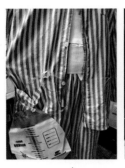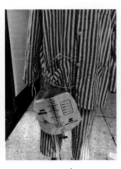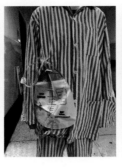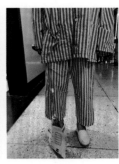

√	√	×	×
引流袋固定应低于引流管平面	妥善固定 行走时注意引流管保持通畅，不要扭曲，折叠	引流袋固定不能过高，防止引流液逆流	引流袋固定过低，以免行走时导管牵拉脱出

图3-9-4　留置导管固定单页

复旦大学附属中山医院　　　　　　　　　　　外科疾病健康指导

1. 为什么要进行术后早期活动？

① 有效改善血液循环，促进胃肠道及身体供氧，加速创口愈合。

② 增强胃肠蠕动，减弱消化道胀气、恶心等不适症状，促进肠道尽快排气排便。同时有效避免发热等术后感染的发生。

③ 适宜运动可以较大程度调理精神状态，与体质恢复彼此促进。

④ 增加肺活量，减少肺炎、肺不张等肺部并发症，预防下肢深静脉血栓形成。

2. 如何进行术后早期活动？

① 术后2小时定时做深呼吸运动，有效咳嗽，排痰并协助拍背，每2小时翻身1次。

② 术后清醒后，开始床上上下肢伸展运动，每日2～3次，每次10遍。

③ 术后第1天除有禁忌者，均鼓励下地床边活动。活动顺序为床上坐起，床边站立，扶床行走，离床行走，每日2~3次，每次10~15分钟。

④ 术后第2天，可在室内活动，逐渐过渡到室外活动。

⑤ 在早期进行活动锻炼时，每天写锻炼日记，内容有锻炼次数、时间、心情、恢复效果等。不能写日记的患者，家属、陪护记录每天锻炼的情况。

3. 进行术后早期活动时应注意些什么？

① 活动应循序渐进，少量多次。

② 活动前需保证身上各类管道妥善固定，下床活动前由护士协助固定管道。

③ 活动时如果出现头晕、伤口疼痛等情况，应停止活动，休息片刻。休息后仍不能缓解，需告知护士及医生进行处理。

④ 活动时必须保证至少一人陪护。行走时注意穿防滑拖鞋，由护工或家属搀扶。

　　　　扫一扫获得下肢活动操视频

图3-9-5　术后早期活动健康教育处方

评价	☺	☺	☺	☺	☺	☺	☺	☺	☺
活动内容	床上活动			床旁活动			下床活动		
				床旁坐		床旁站立	行　走		
时　间	翻身	下肢活动	有效咳嗽	<5分钟	5分钟以上		<100 m	100～500 m	>500 m
手术当日									
术后1天									
术后2天									
术后3天									
术后4天									
术后5天									

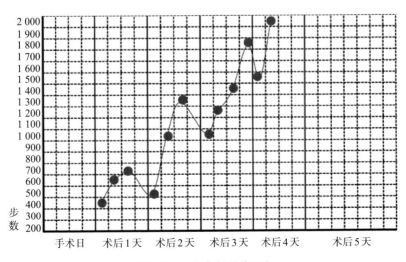

图 3-9-6　患者版活动日志

活动日期: 年 月 日	活动时间: 时 分

活动内容:(请在对应的内容打勾)
A.床上被动翻身、拍背　　　B.床上主动翻身　　　　C.床上被动腿脚活动
D.床上主动腿脚活动　　　　E.床上被动上身活动　　F.床上主动上身活动
G.床上被动全身活动　　　　H.床上主动全身活动　　I.床旁被动活动
J.床旁主动活动　　　　　　K.行走　　　　　　　　L.其他:_____

活动时长:_____分钟	行走步数:_____步(没有可不填)

不良反应:① 低血压　② 疼痛　③ 跌倒　④ 其他:_____

活动日期: 年 月 日	活动时间: 时 分

活动内容:(请在对应的内容打勾)
A.床上被动翻身、拍背　　　B.床上主动翻身　　　　C.床上被动腿脚活动
D.床上主动腿脚活动　　　　E.床上被动上身活动　　F.床上主动上身活动
G.床上被动全身活动　　　　H.床上主动全身活动　　I.床旁被动活动
J.床旁主动活动　　　　　　K.行走　　　　　　　　L.其他:_____

活动时长:_____分钟	行走步数:_____步(没有可不填)

不良反应:① 低血压　② 疼痛　③ 跌倒　④ 其他:_____

活动日期: 年 月 日	活动时间: 时 分

活动内容:(请在对应的内容打勾)
A.床上被动翻身、拍背　　　B.床上主动翻身　　　　C.床上被动腿脚活动
D.床上主动腿脚活动　　　　E.床上被动上身活动　　F.床上主动上身活动
G.床上被动全身活动　　　　H.床上主动全身活动　　I.床旁被动活动
J.床旁主动活动　　　　　　K.行走　　　　　　　　L.其他:_____

活动时长:_____分钟	行走步数:_____步(没有可不填)

不良反应:① 低血压　② 疼痛　③ 跌倒　④ 其他:_____

活动日期: 年 月 日	活动时间: 时 分

活动内容:(请在对应的内容打勾)
A.床上被动翻身、拍背　　　B.床上主动翻身　　　　C.床上被动腿脚活动
D.床上主动腿脚活动　　　　E.床上被动上身活动　　F.床上主动上身活动
G.床上被动全身活动　　　　H.床上主动全身活动　　I.床旁被动活动
J.床旁主动活动　　　　　　K.行走　　　　　　　　L.其他:_____

活动时长:_____分钟	行走步数:_____步(没有可不填)

不良反应:① 低血压　② 疼痛　③ 跌倒　④ 其他:_____

图3-9-7　护士版活动日志

不良反应的发生情况。

（四）资料分析与效果评价

1. 资料分析

在基线审查中，第1条和第6条审查指标执行率为0，其余4条审查指标为6.67%～86.67%，将最佳证据引入临床护理实践后，第2轮审查时，第1条和第6条执行率均提高到了100%，其余4条审查指标执行率提高至70%～100%，见图3-9-8，表明变革措施有效落实。

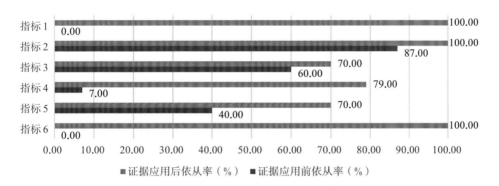

图3-9-8　证据应用前后依从率

2. 效果评价

（1）护士对术后早期活动知识的掌握：证据应用前，18名护士对于术后早期活动的知识问卷得分为（69.17±7.33）分，证据应用后得分为（89.72±6.30）分，证据应用前后护士得分比较有统计学差异（$t=-9.029$，$P<0.001$）。

（2）患者术后相关健康结局指标：患者术后早期活动最佳证据应用于临床护理实践后，患者术后首次床上活动、下床活动时间缩短、行走距离增加，导尿管留置时间、肛门排气时间以及住院天数时间均明显缩短（$P<0.05$），详见表3-9-2。

五、长效机制与指标

1. 长效机制

（1）提高了护士对早期活动的认识　本项目系统整合了腹部手术患者术

表 3-9-2 证据应用前后患者术后相关健康结局指标比较

		证据应用前 （n=30）	证据应用后 （n=30）	t 值	P 值
早期活动 情况	首次床上活 动时间（h）	4.03 ± 3.73	2.40 ± 0.66	2.363	0.022
	首次下床活 动时间（h）	46.10 ± 12.97	38.00 ± 5.54	2.731	0.008
	首次下床活 动距离（m）	130.27 ± 126.73	214.57 ± 141.26	−2.433	0.018
导管留置 时间（d）	胃管	2.17 ± 1.46	2.40 ± 1.16	−0.684	0.497
	导尿管	4.17 ± 1.15	3.53 ± 1.01	2.271	0.027
	伤口引流管	3.53 ± 2.85	2.97 ± 2.54	0.813	0.419
	伤口负压球	3.65 ± 1.50	3.48 ± 1.40	0.989	0.658
术后恢复 情况	术后肛门排 气时间（h）	82.80 ± 32.76	68.60 ± 13.89	2.201	0.032
	术后首次进 食时间（h）	116.60 ± 24.27	105.50 ± 29.42	1.594	0.116
	住院天数（d）	12.74 ± 2.05	9.7 ± 1.37	6.752	< 0.001

后早期活动的最佳证据，对护士进行系统培训，使护士对术后早期活动的认识明显增强。目前已作为外科普适性培训加速康复内容之一。

（2）为患者提供了系统的术后早期下床活动计划和最佳疼痛管理策略 本项目制定了腹部手术患者术后早期活动计划和最佳疼痛管理策略，并设计患者活动日志，可以充分了解患者活动情况。同时，为患者提供计步器以及地面标识，将患者的活动情况最大程度量化。利用疼痛管理流程图实时评估患者疼痛情况，给予针对性指导，有效提高了患者术后早期活动的依从性。

（3）同质化的健康教育有利于促进患者加速康复 有效的术前宣教、多模式镇痛、早期拔除留置导管为患者术后早期活动奠定了基础。

2. 形成专项指标

胃癌术后患者早期下床活动执行率=同期早期下床活动患者例数/每月胃癌患者手术总人数×100%。分子：同期早期下床活动患者例数，分母：每月胃癌手术患者总人数。定义：早期下床活动是指术后24～48小时内患者在他人的协助或独立情况下行走距离≥5米。以上两条标准均达到者符合早期活动要求，缺少一条即为不合格。早期活动适用人群：术前无行走障碍；术后生命体征平稳的患者。采集频率：患者术后早期活动执行率调查表，实时记录，并记录留档。分析频率：每季度分析一次，形成报告。

六、案例特色

本案例通过文献检索，制定审查指标，实施基线审查发现最佳证据与临床实践的差距，分析障碍因素，制定对策，将证据运用于临床，达到实施临床变革的目的。

将现有的最佳证据应用于临床护理实践，可有效促进护理质量的持续改进。质量审查为证据的临床应用提供了一个系统、有效、科学的方法和思路，在临床护理工作中需要进行持续的质量审查，以不断促进护理质量的提升。本案例旨在促进腹部手术患者术后早期活动，提高护士对术后早期活动的认识，帮助患者制定早期活动计划，促进患者恢复。

在本实施场所，术后早期活动实施清单至少包含以下4个方面内容：① 全院全员培训、分层培训；② 多学科团队：护士、普外科医师、康复医师；③ 传播方式：视频、宣传手册；④ 长效机制：规章制度、流程、专项指标。

参·考·文·献

[1] 赫捷，陈万青.2017中国肿瘤登记年报［M］.北京：人民卫生出版社，2018.

[2] Zhong-Xin L I. The refinement offast-track pathways in colorectal surgery[J]. Surgical Clinics of North America, 2013, 93(1): 21-32.

[3] 丁洁芳，杨如松，杨晓歆，等.肺切除术后早期活动的可行性研究与效果分析［J］.护士进修杂志，2010，25（16）：1489-1490.

[4] 陈立典，吴毅.临床疾病康复学［M］.北京：科学出版社，2010.

[5] 郑秀萍，邢小利，张淑霞.外科手术后患者早期下床活动的研究进展［J］.中华现代

护理杂志，2017，23（2）：282-286.

[6] 王红玉. 胸腹腔引流管拔除后伤口愈合不良的影响因素及预见性干预方案探究 [D]. 苏州大学，2014.

[7] 王剑剑. 加速康复外科理念下机器人胃癌术后早期导尿管拔除最佳时机探讨 [D]. 南京中医药大学，2016.

[8] Mortensen K, Nilsson M, Slim K, et al. Consensus guidelines for enhanced recovery after gastrectomy: Enhanced Recovery After Surgery (ERAS) Society recommendations. BJS, 2014, 101: 1209-1229.

[9] Carmichael J, Keller D, Baldini G, et al. Clinical practice guidelines for enhanced recovery after colon and rectal surgery from the American Society of Colon and Rectal Surgeons and Society of American Gastrointestinal and Endoscopic Surgeons. Dis Colon Rectum, 2017, 60: 761-784.

[10] Lassen K, Soop M, Nygren J, et al. Consensus review of optimal perioperative care in colorectal surgery. Arch Surg, 2009, 144(10): 961-969.

[11] Feldheiser A, Aziz O, Baldini G, et al. Enhanced Recovery After Surgery (ERAS) for gastrointestinal surgery, part 2: consensus statement for anesthesia practice. Act Anaesthesiol Scand, 2016, 60(3): 289-334.

[12] Lucylynn Lizarondo, MPhysio, MPsych, et al. Evidence Summary. Abdominal Surgery: Early Mobilization (Enhanced Recovery After Surgery). The Joanna Briggs Institute EBP Database, JBI@Ovid, 2018, JBI19289.

[13] Gurusamy K S. Enhanced recovery protocols for major upper gastrointestinal, liver and pancreatic surgery[M]// The Cochrane Library. John Wiley & Sons, Ltd, 2014, CD011382.

[14] 王春青，胡雁. JBI证据预分级及证据推荐级别系统（2014版）[J]. 护士进修杂志，2015，（11）：964-967.

[15] Haines KJ, Skinner EH, Berney S. Association of postoperative pulmonary complications with delayed mobilisation following major abdominal surgery: an observational cohort study. [J]. Physiotherapy, 2013, 99(2): 119-125.

[16] Chen C H, Lin M T, Tien Y W, et al. Modified Hospital Elder Life Program: Effects on Abdominal Surgery Patients[J]. Journal of the American College of Surgeons, 2011, 213(2): 245-252.

[17] 尹娅红，邢小利，郑秀萍，等. 品管圈应用于胃肠道肿瘤患者术后早期下床活动的效果评价 [J]. 护理研究，2015，（13）：1619-1622.

[18] 王继洲，姜洪池. 围手术期处理新理念：快速康复外科 [J]. 腹部外科，2009，22（4）：198-199.

[19] 夏灿灿，王刚，彭南海，等. 加速康复外科理念下胃肠道肿瘤患者术后早期下床活动的研究进展 [J]. 浙江医学，2017，（24）：2313-2316.

[20] 刘林，许勤，陈丽. 腹部外科手术后患者早期下床活动的研究进展 [J]. 中华护理杂志，2013，48（4）：368-371.

［21］郭向丽，周玲君，赵继军．术后患者疼痛程度控制目标的研究［J］.护理研究，2011，25（7）：585-588.

［22］陈凛，陈亚进，董海龙，等．加速康复外科中国专家共识及路径管理指南（2018版）［J］.中国实用外科杂志，2018，（1）：1-20.

［23］周英凤，胡雁，顾莺，等．促进基于证据的最佳实践 持续改进临床质量［J］.护理研究，2016，30（35）：4432-4434.

（胡　燕）

案例2 | 肺癌胸腔镜手术患者拔管后2小时早期下床活动管理策略的实施与改进

一、背景及意义

2018全球癌症报告显示肺癌发病率和死亡率位居第一。手术治疗是早期肺癌患者的首选治疗方式。近年来，通过优化围术期流程以减少术后创伤应激反应为目的加速康复外科（enhanced recovery after surgery, ERAS）模式已经在肺癌胸腔镜手术患者中成功实施。欧洲胸外科医师协会发布了肺部手术加速康复指南，共45条推荐意见，内容涵盖整个围术期治疗与护理。然而，并不是所有加速康复的组成要素对于胸腔镜肺切除术的患者来说都是必要的。

早期下床活动是ERAS的关键组成部分。文献报道，早期活动有诸多益处。卡西迪（Cassidy）等研究表明，在实施了基于早期下床活动的标准化风险分层方案后，由Caprini评分评估的深静脉血栓风险降低了84%。早期下床活动不仅影响身体功能恢复，而且也会影响患者的情绪和幸福感。有利于降低抑郁、焦虑，提高独立性，增加幸福感和生活质量。

证据表明，早期下床活动时间不同会影响患者的术后康复效果。然而，胸腔镜肺切除术后早期下床活动的具体时间尚未达成共识。欧洲胸外科医师协会推荐患者术后24小时内开始早期活动。另一部加拿大指南推荐患者在手术当天椅子坐或行走。文献研究表明，中田（Nakada）等证明了胸腔镜肺段切除术患者术后4小时早期活动是安全、可行的，并有利于无管路管理。克汉达尔（Khandhar）等报道了胸外科加速康复的早期活动方案（T-ERAS），入组304位患者中有187位（61.5%）患者完成了在拔管后1小时内行走76米（约250

英尺）的目标距离，288名（94.7%）患者可在拔管后2小时内行走任意距离。在克汉达尔（Khandhar）等的研究中，实施T-ERAS方案降低了肺部感染和房颤的发生率，缩短了术后中位住院时长。

因此，本研究结合循证证据和临床实践经验，实施了肺癌胸腔镜手术患者拔管后2小时早期下床活动，并评估了其可行性和临床效果，以期为规范早期活动管理、更好地践行ERAS理念提供参考，现分享如下。

二、实施场所介绍

本项目在上海市胸科医院胸外科病区开展，该病区核定床位48张，护士24人，月胸外科手术量230余例。

三、实施方法学

本研究以JBI循证卫生保健模式（The JBI model of evidence-based healthcare）作为理论指导，遵循循证实践过程的4个步骤，即证据产生、证据综合、证据/知识传播和证据应用。通过建立项目团队，基线审查、评估证据应用临床情景及障碍，构建并实施最佳证据应用策略，比较应用证据前后患者的各项指标，促进早期下床活动循证实践。

四、实施过程

（一）情景分析

该项目开展前，早期下床活动在病区内执行率低、患者依从性差。目前国内外研究及指南共识对肺癌术后早期下床活动的推荐缺乏具体可操作的流程与可应用的方案（包括最佳的活动量与频率、合理的活动开始时间、活动风险管理等），是影响早期活动实施的重要阻碍因素。因此，本研究项目拟通过构建基于循证的早期下床活动方案，以提高早期下床活动在病区内的执行率和依从性。

（二）构建方案

通过系统检索4个相关专业协会网站、8个国内外临床实践指南网站、6个中英文数据库资源关于肺加速康复及早期活动的相关文献，纳入3篇指南（1篇循证指南和2篇共识指南）。基于证据，制定审查指标。依据质量审查表，对胸外科医务人员进行基线审查。统计基线数据，分析障碍因素，制定实施方案，证据及审查指标如表3-9-3所示。

表 3-9-3　证据及审查指标表

证　　　　据	审查指标
1. 推荐拟行肺手术的患者进行术前肺功能评估，测试患者FEV 1和DLCO（Level 1, Grade A）	1. 患者入院后查看电子医嘱系统是否有肺功能检查，若无，通知医生开具医嘱
2. 对患者及家属术前宣教内容包括预计住院时间、术前戒烟、术前禁饮食时间、术后疼痛控制、早期活动和早期进食等（Level 3, Grade A）	2. 所有护士接受ERAS术前宣教内容培训，并于术前1天对患者实施健康宣教
3. 推荐联合胸外科、麻醉科和护理团队的多学科综合诊治胸外科疼痛管理策略（Level 5, Grade B）	3. 组建联合胸外科、麻醉科、营养科和护理团队的多学科团队，并建立微信工作群
4. 若使用患者自控镇痛泵应尽早移除，尽快过渡到口服药物镇痛（Level 3, Grade B）	4. 患者术后回到病房即移除或关闭自控镇痛泵
5. 推荐术后尽快恢复饮食，在患者清醒和吞咽功能良好的情况下，在术后2小时内给予清饮料，术后第1天开始进食固体食物（Level 1, Grade A）	5. 责任护士在护理文书系统护理记录单中记录患者术后饮食情况
6. 鼓励患者拔管后即开始早期活动，手术当天床旁摆动下肢、行走或椅子坐，术后第1天直至出院，每天至少行走两次，鼓励患者在白天清醒时椅子坐（Level 1, Grade A）	6. 责任护士在护理文书系统护理记录单中记录患者术后早期下床活动情况

（三）执行实施方案

1. 组建项目团队，实施基线审查

第一步，组建项目团队，由护理部、胸外科、医务部、麻醉科、营养科和信息科组成。设置项目负责人1名，负责解决方案构建中的方法学问题、证据的筛选及综合、证据应用实施程序设计及进程掌控；医务处与护理部积极协调各部门推进措施落实，信息科负责护理文书系统及微信公众号的正常实施与推进。证据实施所在病区的护士共24名，包括护士长1名，护理学硕士1名，骨干护士若干名。护士长负责人员沟通、护士培训、证据实施监督等；护理学硕士负责证据检索、证据评价及证据综合；骨干护士负责证据实施及反馈。

第二步，实施基线审查，基于循证方法提取的6条证据转化为6条审查指标，在质量审查中采用以下方法收集资料。① 审查指标1、5、6通过查看电子医嘱系统或护理文书系统记录查询，依据系统查阅结果判定；② 审查指标2通过反馈患者信息判定，询问患者术前1天是否接受过ERAS相关内容的健康宣教；③ 审查指标3通过查看是否有包含胸外科、麻醉科、营养科和护理团队的多学科团队微信工作群进行判定；④ 审查指标4通过护理查房记录患者术后回到病房是否移除或关闭自控镇痛泵。

2. 分析审查结果

对胸外科病区127例肺癌行胸腔镜手术患者进行基线审查，数据资料输入Microsoft Office Excel软件中，统计软件使用SPSS23.0（SPSS, Inc., Chicago, IL, USA）进行数据分析，基线资料审查结果如图3-9-9所示。

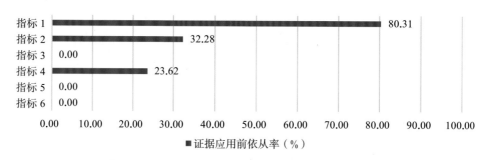

图3-9-9　证据应用前基线审查

3. 制定实施策略与产生实践变革

通过分析证据应用前基线审查结果，明确目前存在的主要问题，并开展审查小组会议，并产生实践变革。

（1）障碍因素一　拔管后2小时早期下床活动多学科合作与监督机制不完善。根据现存障碍因素，据现有最佳证据制定针对性实施策略，实施的变革措施有：① 组建ERAS多学科团队：由护理部、医务部、胸外科、麻醉科、营养科和康复科组成多学科团队，组建ERAS多学科团队微信群。② 开展ERAS

工作小组会议：在条件允许的情况下，多学科团队每月开展线下ERAS工作小组会议，会议内容主要有对上一阶段ERAS工作效果小结，反馈出现的问题，结合循证证据，共同讨论变革策略。③ 实施拔管后2小时早期下床活动的患者截图打卡微信群：为了更好地完善早期下床活动监督反馈机制，本研究团队制定了闭环管理机制，即由多学科团队制定拔管后2小时早期下床活动时间，由经过统一培训的病房护士评估执行，将实施结果书写于护理文书系统，并截图发给病区护士长，再由病区护士长将截图转发至多学科团队工作群。

（2）障碍因素二 护士缺乏规范化的拔管后2小时早期下床活动工作流程。护士对患者早期下床活动的意识不强，缺乏循证知识，担心拔管后2小时早期下床活动的安全性问题是阻碍早期下床活动实施的重要因素，变革措施有：① 对病房护士组织早期活动相关知识培训：采取线上或线下培训形式，就ERAS开展背景、项目内容、早期活动相关理论知识和循证实践知识对病房护士进行统一培训。② 制定规范化早期下床活动工作流程：查阅文献，通过循证方法检索相关证据，制定肺癌胸腔镜手术患者早期下床活动工作流程，并召开专家小组会议，就流程的科学性和可行性作出修订，早期下床活动工作流程如下图3-9-10所示。

（3）障碍因素三 患者及家属对早期下床活动认识不够，健康教育材料匮乏。针对此障碍因素，制定的变革措施有：① 病区优质护理宣传栏：在病区走廊优质护理宣传栏开设"快速康复之园"（图3-9-11），内容主要涵盖肢体功能锻炼（踝泵运动和早期下床活动）和呼吸功能锻炼（深呼吸锻炼和呼吸训练器）。② 制定早期下床活动宣传手册：根据患者及家属的需求，制定图文并茂、通俗易懂的科普宣传手册。③ 开通微信公众号ERAS护理模块：由护理人员建立并运营"爱肺之苑"公众号，设立快速康复模块，包含围术期快速康复相关知识及早期下床活动视频展示等内容，病区内有微信二维码，患者及家属可扫码关注。

（四）资料分析与效果评价

1. 资料分析

证据应用后再次审查，除指标1证据应用率为98%，指标2～6均为100%，较证据应用前显著提高，表明变革措施落实有效，证据应用前后依从率如图3-9-11所示。

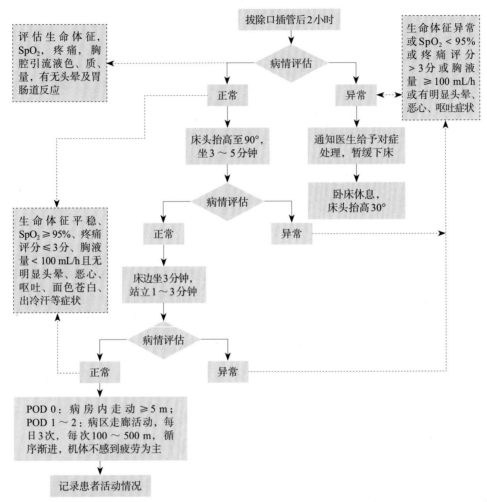

注：POD 0：手术当天；POD 1～2：手术后第1～2天；SpO₂：动脉血量饱和度

图3-9-10　肺癌胸腔镜手术患者早期下床活动流程图

2. 效果评价

制定专科指标和效益指标评价项目实施及证据应用的效果，如表3-9-4所示。本研究在项目实施前调查了127例患者的资料，在项目实施后调查了100例患者的资料，两组患者基线资料无统计学差异。从表中统计结果可得出如下结论：① 项目实施后，缩短了术后首次排气时间和住院时长、降低了术后活动时的疼痛评分（$P < 0.05$）；② 项目实施前后在术后并发症发生率和再入院

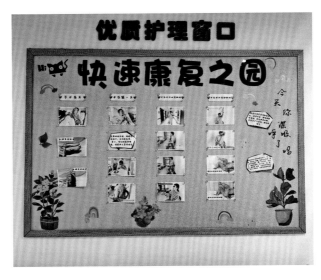

图3-9-11　病区优质护理宣传栏

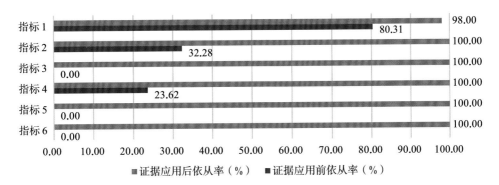

图3-9-12　证据应用前后依从率审查

表3-9-4　项目实施前后效果表

效 果 变 量	项目实施后 （n=100）	项目实施前 （n=127）	P 值
术后并发症	2（2）	4（3.15）	0.697[b]
住院时长（d）	2.8±1.29	3.07±1.14	0.019[a]
再入院率（出院1个月内）	2（2）	0（0）	0.193[b]
术后首次排气时间（h）	13.82±7.25	18.72±10.85	0.000[a]

（续　表）

效　果　变　量	项目实施后 （n=100）	项目实施前 （n=127）	P 值
术后活动时疼痛评分	1.33 ± 1.45	2.72 ± 1.43	0.000[a]
跌倒	0	0	—
引流管脱落	0	0	—

[a] Mann–Whitney U检验
[b] Fisher's 精确概率

率方面无统计学意义上的差异（P > 0.05）；③ 项目实施前后均无跌倒和引流管脱落不良事件发生（P > 0.05）。

五、信息化应用推行

《全国护理事业发展规划（2016—2020年）》提出，要借助大数据、云计算、物联网和移动通信等信息技术的快速发展，大力推进护理信息化建设。大数据时代背景下，信息化的飞速发展给护理管理模式带来一定的冲击，护理管理也逐渐由传统的纸质、低效管理模式转变为信息化、智能化管理模式。上海交通大学医学院附属胸科医院在信息化建设和管理中一直走在前列，本项目信息化应用主要体现在如下两个方面：

一方面，信息化应用体现在住院医生工作站和护理文书系统的互联互通。医生对符合纳入标准的患者开具ERAS医嘱，护士接收医嘱，审核医嘱后对患者实施ERAS相关内容宣教并执行术后2小时下床活动等。护士将患者早期下床活动及饮食情况书写于护理文书系统，并截图发至ERAS工作微信群反馈给医生。本项目基于信息平台，以患者为中心，创新管理模式，加强医护合作，为患者提供更优质的护理服务。

另一方面，信息化应用体现在基于微信平台进行健康信息传播与信息服务。基于互联网的健康信息服务在公众自我健康管理中扮演着越来越重要的角色。其中，微信以其服务便捷性、信息发布精准性、用户互动便利性，已成为人们获取健康信息的重要入口。护士在健康信息传播及服务中扮演着重要角色。不少护理研究者已基于微信平台进行了健康信息传播与信息服务的实践探索。本研究项目实施病区创建"爱肺之苑"护理微信公众号，由病区护士长管理运营，提供与肺癌外科手术相关的健康宣教与知识（包括检查、术前、术后、出院、延续护理）。"爱肺之苑"护理微信公众号特设"加速康复"专栏，以图文并茂、通俗易懂的科普文以及科普小视频传播ERAS相关知识，增加了患者及家属获取健康知识的途径，获得了患者及家属的赞赏。

六、长效机制与指标

1. 长效机制

医护多学科团队合作、工作流程的制定和信息化手段的应用是本研究维持项目效果持续的长效机制。① 医护多学科团队合作：项目实施之初，组建了由护理部、医务部、胸外科、麻醉科、营养科和康复科组成的MDT团队，通过微信工作群及时交流反馈问题；通过定期开展ERAS工作小组会议，进行项目实施的阻碍和益处分析，保障项目的实施效果和可持续性。② 工作流程的制定：查阅相关文献结合临床实践制定了肺癌胸腔镜手术患者早期下床活动流程图，为护士的临床工作提供指导依据。③ 信息化手段的应用：信息化手段的应用是维持项目推广和效果持续的重要保障。胸外科医生开具ERAS医嘱，医务部、麻醉科、护士工作站均能接收医嘱，信息系统互联互通、数据共享，创新了管理模式，加强了医护合作。此外，基于微信平台进行的健康信息传播与信息服务，拓宽了患者及家属获取健康知识的途径，微信平台留言解答促进了医护患沟通。

2. 形成指标持续监测

（1）病区建立《ERAS登记表》：从护理文书系统提取患者的一般信息、入院时间、手术时间、出院时间、手术方式等，重点记录拔管后2小时早期下床活动的执行情况（活动前后生命体征、氧饱和度、疼痛评分等）

（2）计算拔管后2小时早期下床活动执行率=实施拔管后2小时下床活动的患者/统计周期内所有入组ERAS患者×100%。

七、案例特色

本案例以JBI循证卫生保健模式作为理论指导，遵循循证实践过程的4个步骤，即证据产生、证据综合、证据/知识传播和证据应用。通过建立项目团队，基线审查、评估证据应用临床情景及障碍，构建并实施最佳证据应用策略，比较应用证据前后患者的各项指标，促进拔管后 2 小时早期下床活动循证实践。该项目成功实施的关键与挑战是多学科团队合作与多部门协调，借助信息化手段是确保项目能够持续的长效机制。最终完成逐步将证据应用于临床的过程，达到实现临床变革的目的，推动护理质量持续改进。在本实施场所，ERAS—拔管后 2 小时早期下床活动项目实施清单至少包含以下几方面内容：① 多学科团队合作：护士、外科医生、麻醉医生、信息工程师等。② 多部门协调：护理部、胸外科、医务部、麻醉科和信息科等。③ 循证知识提升：以线上或线下形式对病区护士进行循证知识培训。④ 信息化平台建设：建立微信工作群和"爱肺之苑"微信公众号。⑤ 传播方式：微信公众号推送科普视频及科普文章，病区宣传栏及宣传手册。⑥ 长效机制：制定工作流程、信息化手段。

参·考·文·献

［ 1 ］ Bray, F., Ferlay, J., Soerjomataram, I., et al (2018). Global cancer statistics 2018: GLOBOCAN estimates of incidence and mortality worldwide for 36 cancers in 185 countries. *CA: A Cancer Journal for Clinicians*, *68*, 394–424. doi.org/10.3322/caac.21492.

［ 2 ］ Hubert, J., Bourdages-Pageau, E., Garneau, C. A. P., et al (2018). Enhanced recovery pathways in thoracic surgery: the Quebec experience. *Journal of Thoracic Disease*, *10*, S583–S590. doi.org/10.21037/jtd.2018.01.156.

［ 3 ］ Salati, M., Brunelli, A., Xiumè, F., et al (2012). Does fast-tracking increase the readmission rate after pulmonary resection? A case-matched study. *European Journal of Cardio-Thoracic Surgery: Official Journal of the European Association for Cardio-Thoracic Surgery*, *41*, 1083–1087. doi.org/10.1093/ejcts/ezr171.

［ 4 ］ Numan, R. C., Klomp, H. M., Li, W., et al (2012). A clinical audit in a multidisciplinary care path for thoracic surgery: an instrument for continuous quality improvement. *Lung Cancer (Amsterdam, Netherlands)*, *78*, 270–275. doi.org/10.1016/j.lungcan.2012.08.006.

［ 5 ］ Brunelli, A., Thomas, C., Dinesh, P., et al (2017). Enhanced recovery pathway versus standard care in patients undergoing video-assisted thoracoscopic lobectomy. *The Journal of Thoracic and Cardiovascular Surgery*, *154*, 2084–2090. doi.org/10.1016/j.jtcvs.2017.06.037.

［ 6 ］ Das-Neves-Pereira, J.-C., Bagan, P., et al (2009). Fast-track rehabilitation for lung cancer lobectomy: a five-year experience. European Journal of Cardio-Thoracic Surgery: Official Journal of the European Association for Cardio-Thoracic Surgery, 36, 382–383. doi.

org/10.1016/j.ejcts.2009.02.020.

［ 7 ］ Cassidy, M. R., Rosenkranz, P., & McAneny, D. (2014). Reducing postoperative venous thromboembolism complications with a standardized risk-stratified prophylaxis protocol and mobilization program. *Journal of the American College of Surgeons, 218,* 1095−1104. doi.org/10.1016/j.jamcollsurg.2013.12.061.

［ 8 ］ Kalisch, B. J., Lee, S., & Dabney, B. W. (2014). Outcomes of inpatient mobilization: a literature review. Journal of Clinical Nursing, 23, 1486−1501. doi.org/10.1111/jocn.12315.

［ 9 ］ Batchelor, T. J. P., Rasburn, N. J., Abdelnour-Berchtold, E., et al (2019). Guidelines for enhanced recovery after lung surgery: recommendations of the Enhanced Recovery After Surgery (ERAS®) Society and the European Society of Thoracic Surgeons (ESTS). European Journal of Cardio-Thoracic Surgery: Official Journal of the European Association for Cardio-Thoracic Surgery, 55, 91−115. doi.org/10.1093/ejcts/ezy301.

［ 10 ］ Pearsall, E., McCluskey, S., Aarts, M. A., et al (2017). Best Practice in General Surgery (BPIGS): A clinical practice guideline on enhanced recovery after surgery-ERAS for all. Retrieved April 6, 2021, from https://www.uptodate.com/contents/society-guideline-links-postoperative-nausea-and-vomiting? .

［ 11 ］ Nakada, T., Shirai, S., Oya, Y., et al (2021). Four Hours Postoperative Mobilization is Feasible After Thoracoscopic Anatomical Pulmonary Resection. World Journal of Surgery, 45, 631−637. doi.org/10.1007/s00268−020−05836−0.

［ 12 ］ Khandhar, S. J., Schatz, C. L., Collins, D. T., et al (2018). Thoracic enhanced recovery with ambulation after surgery: a 6-year experience. European Journal of Cardio-Thoracic Surgery: Official Journal of the European Association for Cardio-Thoracic Surgery, 53, 1192-1198. doi.org/10.1093/ejcts/ezy061.

［ 13 ］ Bao, F., Dimitrovska, N. T., Hu, S., et al (2020). Safety of early discharge with a chest tube after pulmonary segmentectomy. European Journal of Cardio-Thoracic Surgery: Official Journal of the European Association for Cardio-Thoracic Surgery, 58, 613−618. doi.org/10.1093/ejcts/ezaa097.

［ 14 ］ Wildgaard, K., Petersen, R. H., Hansen, H. J., et al (2012). Multimodal analgesic treatment in video-assisted thoracic surgery lobectomy using an intraoperative intercostal catheter. European Journal of Cardio-Thoracic Surgery: Official Journal of the European Association for Cardio-Thoracic Surgery, 41, 1072−1077. doi.org/10.1093/ejcts/ezr151.

［ 15 ］ Xiang, X., Zhou, H., Wu, Y., et al (2020). Impact of supraglottic device with assist ventilation under general anesthesia combined with nerve block in uniportal video-assisted thoracoscopic surgery. *Medicine, 99,* e19240.doi.org/10.1097/MD. 0000000000019240.

（刘晓芯）

案例3 | 基于证据的结直肠癌术后早期六字诀锻炼策略实施与改进

一、背景及意义

2019年国家癌症中心发布的《2015年中国恶性肿瘤流行情况分析》显示，在全国范围内结直肠癌发病高达38.8万例，发病率为28.2（1/10万），居于第3位，病死数为18.7万例，病死率为13.6（1/10万），居于第5位，结直肠癌已成为严重威胁我国人民健康的疾病。手术是根治结直肠癌的最佳方案。肠道相关并发症、呼吸系统并发症是胃肠肿瘤术后最常见的并发症，且中医体质与术后并发症的发生发展密切相关。研究发现结直肠癌患者最常见的中医体质类型为气虚质、湿热质及气郁质，而气虚质、湿热质患者术后胃肠功能、排便功能恢复较慢。

ERAS理念在结直肠癌治疗中应用地效应得到了证实和肯定。ERAS理念涵盖结直肠癌术前、术中、术后的医疗与护理的10项内容，其中术后早期下床活动是结直肠快速康复的关键点之一，其有效性及益处已受到广泛地认可。

《结直肠手术应用快速康复外科中国专家共识（2015）》明确指出长期卧床不仅增加胰岛素抵抗及肌肉丢失，而且减少肌肉的强度、损害肺功能及组织氧合，也增加了发生下肢静脉血栓形成的危险，而适度的术后运动康复可以改善患者肠道功能。

六字诀锻炼是术后早期下床活动的形式之一，以呼吸吐纳为主要方式，配合"嘘、呵、呼、呬、吹、嘻"6种独特的吐音方法和动作导引，通过意念调节的肝、心、脾、肺、肾、三焦等脏腑及全身的气机，最终达到内调脏腑及体质、外壮筋骨、缓解相关症状的功效。其中体质辨证对术后康复有决定性的指导意义。

因此，在体质辨证的基础上，针对性地实施六字诀锻炼对结直肠癌术后快速康复具有促进作用：① 以"调身、调息、调心"为训练基准，以"声波共振理论""微震理论"为基础，紧密结合"形、气、意、神"，以达到疏通与调和五脏、三焦的经络和气血的作用，使得生理心理得到放松，从而缓解焦虑、胃肠道等相关症状，调节患者的体质。② 以"鼻吸口呼、深慢呼吸"为呼吸要领，动员肋间肌、腹直肌、胸大肌等呼吸肌参与训练，以此达到加深呼吸深度、提高肺通气量的目的。③ 强调腹式呼吸，增强了腹肌的收缩和放松，对腹腔内脏直接起到了一定的按摩作用，促进胃肠的蠕动，有助于提高消化吸收的功能，相应地加强了周身器官的营养供应，促进各个器官和系统的机能提高。④ 以"松、柔、舒、缓"为肢体运动之标准，带动上肢进行托、按、推、展肩扩胸等动作以及肩、肘、腕、指各关节柔和连续地屈伸旋转运动，同时在六字诀起势动作中，通过两膝的下跨和上升的节律运动，带动下肢节律性屈伸，在六字诀收势动作中，两掌交叉合抱于腹前，以肚脐为中心，顺时针转六圈，再逆时针转六圈，通过收气静养按揉腹部，由炼气转为养气，最终达到锻炼上肢的柔韧性、功能协调性、强健下肢运动能力、协调肌肉神经活动，从而提高患者运动耐力的目的。

本研究基于结直肠癌术后早期下床活动的最佳证据，形成结直肠癌六字诀锻炼方案，并将之应用于护理临床工作，以期提高结直肠癌患者术后六字诀锻炼协助执行率。

二、实施场所介绍

本项目在上海中医药大学附属龙华医院普外科病区实施，共66张床位，20名护理人员，每月约30例手术患者。

三、实施方法学

本院以品管圈（QCC）为主要研究的手段。通过建立"围护圈"，确立主题，制定计划，把握现状。分析现状、要因、真因，在此基础上拟定策略，以PDCA循环，持续改进影响结直肠癌患者实施术后早期下床行六字诀锻炼的真因，提高结直肠癌患者术后六字诀锻炼协助执行率。

四、实施过程

（一）情景分析

该项目开展前，病房尚未开展结直肠癌患者术后早期六字诀锻炼，而术后早期下床活动对于结直肠癌患者而言具有积极的作用。因此，本项目拟通过制定结直肠早期六字诀锻炼方案，提高结直肠癌患者术后六字诀锻炼协助执行率，避免结直肠癌患者术后锻炼不足或不当的现状。

（二）构建方案

1. 文献检索

以"结直肠癌""结直肠肿瘤""肠肿瘤""结肠肿瘤""乙状结肠肿瘤""乙状结肠癌""直肠肿瘤""直肠癌""肛门肿瘤""横结肠癌""降结肠癌""运动疗法""康复训练""治疗性训练""功能锻炼""身体锻炼""呼吸锻炼""六字诀"等为中文关键词，以"Colorectal Neoplasms""Intestinal Neoplasms""Colonic Neoplasms""Sigmoid Neoplasms""Rectal Neoplasms""Anus Neoplasms""Endoscopy""Laparoscopes""Exercise Therapy""Exercise Movement Techniques""Sports""Exercise""Breathing Exercises"等英文关键词，根据证据金字塔"6S模型"，采用计算机依次检索BMJ最佳临床实践（BMJ Best Practice）、加拿大安大略省注册护士协会（RNAO）、美国指南网（NGC）、苏格兰学院间指南网（SIGN）、英国国家临床技术研究院（NICE）、Joanna Briggs（JBI）循证卫生保健国际合作中心图书馆、PUBMED（1966～2017）、Ovid EMBASE（1974～2017）、Ovid CINAHL（1982～2017）、Cochrane Library（2017）、SINOMED等电子数据库。

2. 纳入和排除标准

纳入标准：① 2010年～至今公开发布；② 应用人群：结直肠癌患者，年龄≥18周岁；③ 干预措施：运动康复、六字诀；④ 文献类型：指南、证据总结、系统评价、实践推荐、RCT、CCT；⑤ 语种：中文、英文。

排除标准：① 重复发表文献；② 无法提取数据的文献。

3. 文献筛选

提取检索到的文献，采用NoteExpress软件对所有文献进行整理，排除类似的文献。排重后，对剩余的文献通过查阅标题及摘要进行初筛，去除不符合纳入标准的文献。获取初步符合纳入标准的文献全文并认真阅读全文，分析其主题思想、研究设计、干预措施及结局指标，根据纳入和排除标准进行二次筛选，排除研究设计不严谨、结局指标不明确及无法提取数据的文献。

4. 文献质量评价方法

对符合纳入标准的指南采用AGREEII进行质量评价，对符合纳入标准的系统评价采用AMSTAR进行质量评价。采用澳大利亚JBI循证卫生保健中心对不同类型研究的评价原则对文献进行评价。所有文献均由2名接受过循证培训的研究人员按上述标准独立评价后完成，如意见无法达成一致，则由具备文献质量评价知识与技能的第3名研究者商议后，最终达成纳入或剔除文献的共识。当不同来源的证据结论冲突时，遵循循证证据优先原则，高质量证据优先，最新发表文献优先。

5. 证据综合，制定六字诀运动康复方案

由两名经过系统循证培训且具有相关专科知识的研究者对所有符合纳入排除标准的文献进行独立评价以及信息的提取，如有异议第三方进行裁决。本研究最终纳入1篇临床决策支持系统、4篇指南、1篇专家共识、3篇系统综述、1篇随机对照研究。提取汇总证据，形成结直肠癌围术期运动康复最佳证据总结（表3-9-5），初步形成结直肠癌术后患者早期六字诀运动康复方案。

表3-9-5　结直肠癌围术期运动康复最佳证据

项　　目	内　　容
必要性	围术期患者适度的锻炼可以改善疲劳、焦虑、减少并发症
运动时机	患者的运动康复不应局限于医院，应在多学科环境中实施术前和术后体育锻炼
	患者在术后需减少卧床时间，尽快恢复正常身体活动，在手术后第一天下床活动1～2小时，而以后至出院时每天应下床活动4～6小时
运动评估	运动康复项目开始前应详细询问患者的病史和体格检查，个体化评估每例患者的肺功能、运动耐力、并存病（尤其是心脏、肌肉骨骼和神经系统疾病）及认知-语言-心理社会问题
	护士应在患者入院时和住院期间应用活动能力评定量表（Activity of Daily Living, ADL）Barthel指数，对患者整个住院期间的自理能力进行评估
	对大多数患者低强度训练是安全的，术后即可以开始低强度训练
	合并心血管、肾脏疾病的患者为减少运动风险，应先做好健康水平的评估
	患有严重贫血的患者应合理把握运动时机，待贫血状况改善后再开始活动
	呼吸功能BORG评分可以用来评估患者运动训练时呼吸困难和腿部疲劳情况，6分钟步行试验、穿梭试验和心肺运动试验可以用来评估患者的运动能力

（续　表）

项　目	内　容
运动方式	以有氧运动为主，有氧运动方式包括：步行、爬梯、六字诀、太极拳、八段锦、健美操、在器械上完成的行走、踏车、划船等
	不能耐受下地练习的患者选择床上练习六字诀，以字诀发声练习为主；对于能耐受床旁或场外练习的患者，尽量选择下地练习，发声练习与肢体运动相结合
运动时间	六字诀以"嘘、呵、呼、呬、吹、嘻"6种独特的吐音方法组成，每一字至少练习6次，根据体质特征适当增加
运动频率	病情允许下最好每天运动，可每日2～3次行六字诀练习
运动强度	术后患者的运动应先从低强度活动逐渐增加以保证运动的安全
	对于无法适应锻炼计划的患者术后至少应进行10 min的低强度锻炼
运动安全	如果患者发生严重呼吸困难（如BORG评分≥7）、胸痛、头晕目眩、心悸、心动过速、低血压或难治性低氧血症，则应中断锻炼
患者教育	患者教育应包括物理治疗、戒烟、营养等方面，以促进患者自我管理技能和自我效能
	根据患者客观情况，每天计划及落实患者的活动量，并且应建立患者的活动日记
术后镇痛	使用便携式的胸段硬膜外止痛泵或者常规使用NSAIDs可以很好地进行术后止痛，这是促进患者早期活动的重要保证

（三）执行实施方案

1. 组建品管圈与计划制定

组建品管圈项目团队，由护理部、普外科、信息中心、中医康复科组成。圈名为"围护圈"，意义为普外科每一个人心手相连，共同维护患者健康。项目设置辅导员1名，对圈员进行方法学培训、保障项目的推进；圈长1名，为项目实施科室的护士长，积极推进并保障项目实施的长效性；实施科室护士8名，负责护士培训、健康教育、数据收集、文献检索等；实施科室医生1名，负责医护间沟通协作；信息中心工程师1名，负责信息化的管理及维护；中医康复科医师1名，负责相关资料的审阅、技术支持等。12名圈员各自依照"领导重视程度""重要性""迫切性""圈能力"4个评价标准用L型矩阵分别给予相对权重，进行主题选定为：提高结直肠癌术后患者早期六字诀锻炼协助执行率。

根据《结直肠癌围术期的护理常规》中实施结直肠癌术后早期下床活动绘制工作流程图，分析导致问题的关键步骤所在，对相关的步骤与内容设置查检表。对20名护士，28名结直肠癌手术患者进行查检。结直肠癌术后患者早期下床活动协助执行率为67.86%，根据80/20法则，"早期下床活动无具体方案""不重视协助早期下床活动"为本次项目改善重点，如图3-9-13所示。

根据现况查检的结果，设定本次项目的目标值及改善幅度。

目标值 = 现况值 + 现况值 × 改善重点 × 圈能力 = 67.86% + 67.86% × 77.78% × 23.4% = 80.21%

改善幅度 =（目标值−现况值）/ 现况值 =（80.21% − 67.86%）÷ 67.86% = 18.2%

圈员分析改善重点，通过头脑风暴，绘制鱼骨图，解析"为何早期下床活动无具体方案""为何不重视协助早期下床活动"要因，以要因内容设置查检表，进行查检，确定影响改善重点的真因，详见图3-9-14和图3-9-15：

2. 拟定对策与对策实施

（1）真因一　制度缺少结直肠癌术后早期下床活动的方案。基于证据制定

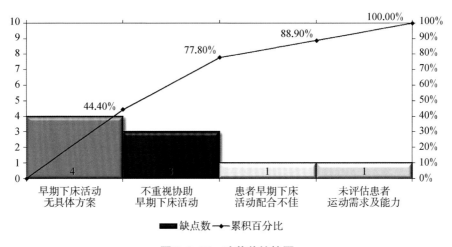

图3-9-13　改善前柏拉图

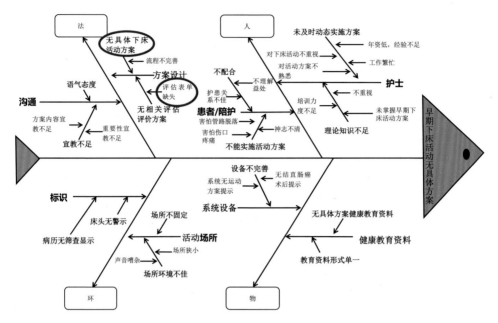

图3-9-14　早期下床活动无具体方案鱼骨图

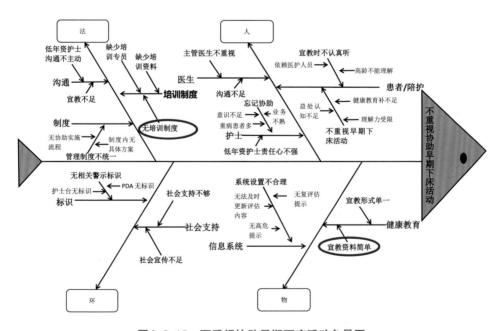

图3-9-15　不重视协助早期下床活动鱼骨图

结直肠癌术后早期六字诀锻炼方案：根据疾病的特点，考虑中医特色及优势，通过系统文献检索，明确结直肠癌术后早期六字诀锻炼方案，包括运动的评估、运动方式、运动时间、运动频率、运动强度、运动安全监测、健康教育以及术后镇痛。

（2）真因二　结直肠癌术后患者早期下床活动评估表单缺失。① 基于证据评估评价体系构建：通过系统文献检索，明确结直肠癌术后早期六字诀锻炼的评估工具，包括呼吸功能BORG评分用来评估患者运动训练时呼吸困难和腿部疲劳情况，6分钟步行试验、生活自理能力评分用来评估患者的运动能力；明确结直肠癌术后早期六字诀锻炼的益处，经过文献研究、回顾性调查、专家咨询后自行编制而成的结直肠癌胃肠功能评分表评价结直肠术后早期六字诀锻炼对肛门排气、肛门排便、肠鸣音等主客观指标的影响。② 评估评价体系信息化：将结直肠癌胃肠功能评分表、运动能力评估表（6分钟步行试验、生活自理能力评分、BORG评分）嵌入护理信息系统，辅助护士评估，且评估完成后，医生、护士可通过各自操作平台查看患者详细信息，有利于医护沟通合作，针对患者病情，实施个体化的六字诀锻炼；基于微信小程序及《中医体质分类与判定（ZYYXH/T157-2009）》制定的结直肠癌患者中医体质测评量表，拍摄记录患者舌苔数据。

（3）真因三　无结直肠癌术后患者早期下床活动培训制度。① 制定结直肠癌术后患者早期六字诀锻炼培训制度。② 制定结直肠癌术后患者早期六字诀锻炼培训资料：包括结直肠癌术后患者早期下床活动的意义、六字诀锻炼的方法、患者早期下床活动评估方法、如何协助结直肠患者及照护者实施六字诀锻炼等。③ 落实结直肠癌术后患者早期六字诀锻炼培训与考核：组织实施科室定期、分层开展结直肠癌术后患者早期六字诀锻炼培训与考核，考核形式包括书面、晨间提问、护士长查检等。④ 培养新入科、新入院护士向高年资护士学习的习惯。

（4）真因四　健康教育资料单一。① 制作并拍摄六字诀锻炼健康教育资料：基于系统文献检索，考虑疾病特点以及中医特色及优势，明确结直肠癌患者术后早期活动的形式为六字诀锻炼，实施科室与中医康复科合作拍摄六字诀锻炼的视频，在大厅滚动播放，同时形成二维码，由护士在入院时向患者及照护者宣教，帮助患者及照护者获得相关健康教育资料，快速掌握六字诀锻炼。

② 病区文化廊宣教：制作快速康复文化廊，包括围术期快速康复的目的、意义、方法，以及推荐实施的中医护理技术，其中包括结直肠癌术后早期下床活动及六字诀锻炼。③ 制定宣传手册：根据结直肠患者体质不同，制定不同内容的宣传手册，包括文字及图片解析，帮助患者及照护者在入院期间、出院后均可回顾六字诀锻炼的要点，坚持长期有效锻炼。④ 制定运动康复日记：鼓励患者及照护者记录运动康复日记，包括锻炼的时间、锻炼的强度、锻炼的感受等。⑤ 开展多项式的健康教育：包括床边宣教、一对一指导、病友会、科普小讲堂、团体六字诀锻炼等。

（四）资料分析与效果评价

1. 有形成果

（1）改善后柏拉图　见图3-9-16。

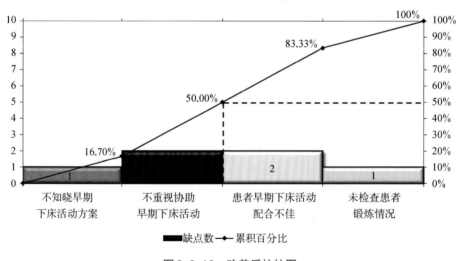

图3-9-16　改善后柏拉图

（2）达标率及进步率

达标率 =（改善后-改善前）/（目标值-改善前）× 100% =（82.85% − 67.86%）/（80.21% −67.86%）= 121.38%

进步率 =（改善后-改善前）/改善前 × 100% =（82.85% −67.86%）÷ 67.86% = 22.09%

（3）结直肠癌患者术后胃肠道功能恢复时间比较　见表3-9-6。

表 3-9-6　2 组结直肠癌患者术后胃肠道功能恢复时间比较（N=73）

组　　别	例　　数	肠鸣音恢复时间（h）	首次排气时间（h）	首次排便时间（h）
干预组	36	33.14 ± 5.11	51.77 ± 5.26	57.41 ± 3.92
对照组	37	47.38 ± 6.76	63.71 ± 5.54	66.05 ± 3.74
t	—	7.99	9.54	9.79
P	—	< 0.05	< 0.05	< 0.05

（4）结直肠癌患者术后不良反应症状积分比较　见表 3-9-7。

表 3-9-7　2 组结直肠癌患者术后不良反应症状积分比较（N=73）

组　　别	例　　数	时间点	腹　痛	腹　胀	恶心呕吐
干预组	36	术后 12 小时	2.69 ± 0.61	1.22 ± 0.31	1.22 ± 0.36
		术后 72 小时	0.93 ± 0.47[1)2)]	0.45 ± 0.12[1)2)]	0.33 ± 0.09[1)2)]
对照组	37	术后 12 小时	2.36 ± 0.27	1.26 ± 0.25	1.26 ± 0.25
		术后 72 小时[1)]	1.77 ± 0.25[1)]	0.88 ± 0.13[1)]	0.65 ± 0.19[1)]

注：1）与同组术后 12 小时比较 $P < 0.05$；2）与对照组术后 24 小时比较 $P < 0.05$

实施前后，圈员的责任心、自信心、积极性、解决问题的能力、团队凝聚力、沟通协调、幸福感、品管圈等均有所提高，详见图 3-9-17。

五、信息化应用推行

信息化是结直肠术后患者早期实施六字诀锻炼的主要的评估、评价、推进及维持的手段。主要包括以下两条。

（一）基于信息化系统的结直肠患者术后早期六字诀锻炼的评估评价体系

基于信息化系统构建结直肠患者术后早期实施六字诀锻炼的评估评价体系，包括由研究者根据本研究的具体需求，在经过文献研究、回顾性调查、专家咨询后自行编制而成的结直肠癌胃肠功能评分表、运动能力评估表（6 分钟

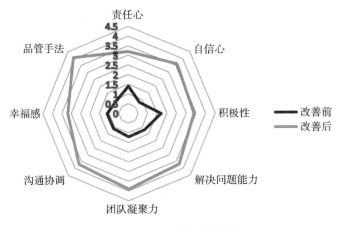

图3-9-17　改善前后雷达图

步行试验、生活自理能力评分、BORG评分)、基于微信小程序及《中医体质分类与判定(ZYYXH/T157-2009)》制定的结直肠癌患者中医体质测评量表，拍摄记录患者舌苔数据。

(二)基于信息化系统的结直肠患者术后早期六字诀锻炼的健康教育体系

建立了多形式的六字诀锻炼的健康教育体系，包括六字诀锻炼的视频、六字诀锻炼手册、运动康复日记，在护士指导下快速掌握六字诀锻炼的要点。

六、长效机制与指标

1. 长效机制

(1)制定规章制度　通过该项目将结直肠患者术后早期实施六字诀锻炼纳入护理常规中，进一步完善专科护理常规《结直肠癌围手的护理常规》及中医护理常规《肠岩(外科)》。明确指出实施病房的护士应在结直肠癌患者入院24小时内，使用工具评估患者的呼吸功能、活动能力，制定并实施个体化六字诀锻炼方案，协助结直肠癌患者术后早期行六字诀锻炼，保障患者的安全。同时，将护理常规修订纳入实施科室护理培训中，专人负责，定期培训、考核，确保实施科室的护士掌握相关规章制度更新。通过这一系列举措保障这一护理措施长效维持。

(2)多形式健康教育体系　基于最佳证据，制定多形式健康教育资料，包括六字诀锻炼的视频、六字诀锻炼手册、运动康复日记。同时，组织开展多形式健康教育活动，包括团体的六字诀锻炼演练、责任护士一对一讲解。通过多形式健康教育体系建立，确保结直肠癌患者及其照护者掌握六字诀锻炼的要点，并长期维持。

（3）信息化手段辅助 将评估工具电子化，嵌入护理信息系统，辅助护士评估，且评估完成后，医生、护士可通过各自操作平台查看患者详细信息，有利于医护沟通合作，针对患者病情，实施个体化的六字诀锻炼。同时将健康教育资料电子化，静态文字动态化，有助于结直肠癌患者及其照护者理解。

2. 形成指标持续监测

提高结直肠癌术后患者早期六字诀锻炼协助执行率=护士协助结直肠癌患者实施术后六字诀锻炼的人数/实施结直肠癌手术患者数 ×100%。实施结直肠癌手术患者数，即每一位进行手术的结直肠癌患者记为"1"。护士协助结直肠癌患者实施术后六字诀锻炼的人数，即责任护士按照《结直肠癌围手的护理常规》《结直肠癌术后患者早期六字诀锻炼实施方案》协助进行六字诀锻炼的患者记为"1"；反之，为"0"。

七、案例特色

本案例通过系统文献检索，考虑中医护理技术的特色和优势，将中医体质学说、辨证施护理念融入其中，制定了结直肠癌术后早期六字诀锻炼方案，制定了相关评估评价指标。通过品管圈的手法，进行现场审查，明确实施过程中障碍因素的真因及要因，在此基础上制定对策，并通过PDCA循环促进对策长期根植于临床实践，最终达到将ERAS中早期下床活动的理念转变为规范实施的方案。

在实施的过程中，为保障六字诀锻炼确实有效实施，制定了多形式的健康教育体系、将评估评价指标电子化、进一步完善专科护理常规、护士规范化培训内容。这一系列措施不仅辅助了护士评估，有利于医护沟通合作，也有助于不同文化程度、不同年龄层面的结直肠癌患者及照护者可以切实掌握六字诀锻炼的要点，为该研究长期维持提供了长效机制。

在本实施场所，项目实施清单包含以下6个方面内容：① 基于证据的六字诀锻炼方案；② 基于证据的六字诀锻炼评估工具：结直肠癌胃肠功能评分表、运动能力评估表、中医体质测评量表；③ 信息化平台：将基于证据的六字诀锻炼评估工具镶嵌入护理信息系统；④ 知识提升：实施科室全员培训、分层培训多学科团队：护士、医生、中医康复医师、信息科；⑤ 传播方式：视频、宣传手册、微信小程序；⑥ 长效机制：规章、制度、流程、信息手段。

参·考·文·献

［1］郑荣寿，孙可欣，张思维，等.2015年中国恶性肿瘤流行情况分析［J］.中华肿瘤杂志，2019，41（1）：19-28.

［2］中华人民共和国国家卫生健康委员会.中国结直肠癌诊疗规范（2020年版）［J］.中华外科杂志，2020，（8）：561-585.

［3］姚宏伟，李心翔，崔龙，等.中国结直肠癌手术病例登记数据库2019年度报告：一项全国性登记研究［J］.中国实用外科杂志，2020，40（01）：106-110.

［4］张继玲，纪春宇，牛柠檬.大肠癌与中医体质学相关性研究［J］.临床医药文献电子杂志，2019，006（075）：95-96.

［5］王伟.胆囊结石的中医体质与腹腔镜术后胃肠功能恢复的相关性［D］.安徽中医药大学，2016.

［6］杨飞.直肠癌保肛术后排便功能与中医体质的相关性研究［D］.广州中医药大学，2016.

［7］Wilmore D W, Kehlet H. Management of patients in fast track surgery[J]. Bmj, 2001, 322(7284): 473-476.

［8］江志伟，李宁，黎介寿.快速康复外科的概念及临床意义［J］.中国实用外科杂志，2007，27（002）：131-133.

［9］江志伟，李宁.结直肠手术应用加速康复外科中国专家共识（2015版）［J］.中华结直肠疾病电子杂志，2015，（8）：606-608.

［10］王娟.加速康复外科中国专家共识暨路径管理指南（2018）：结直肠手术部分［J］.中华麻醉学杂志，2018，38（001）：29-33.

［11］张斌，李启刚，白铼.快速康复外科理念在成年结直肠癌患者腹腔镜手术围术期的应用疗效的Meta分析［J］.重庆医学，2018，47（18）：67-71.

［12］吴嵊，陈佩杰，罗贝贝.运动对肠道屏障和黏膜免疫稳态影响的研究进展［J］.体育科学，2018，038（006）：67-75.

［13］潘兰，刘东英，张振香，等.协同式早期运动干预在腹腔镜结直肠癌手术患者中的效果评价［J］.中国实用护理杂志，2021，37（02）：87-92.

［14］高亮，赵玉坤，王宇新."六字诀"养生文化的起源、流变及其要义［J］.体育与科学，2019，40（03）：80-85.

［15］金凡媛，王晓东.《修龄要指》六字诀考释［J］.中医文献杂志，2020，38；No.177

（05）：20-23.

［16］李瑞娜，许一吟，李敏清，等."六字诀"对骨折术后患者便秘的影响分析［J］.心电图杂志（电子版），2020，9（2）：192-193.

［17］代金刚，曹洪欣，张明亮.《诸病源候论》呼吸吐纳法浅探［J］.中医杂志，2016，57（03）：93-96.

［18］陈浩，邢华，龚利，等.六字诀对肺系疾病肺功能康复的研究进展［J］.中医药导报，2020，26；No.361（15）：143-145.

［19］高瑾.六字诀对抑郁症患者抑郁，焦虑情绪的影响［D］.福建中医药大学，2020.

［20］郑亚楠."六字诀"对比常规呼吸训练对脑卒中恢复早期患者躯干控制能力和呼吸肌功能的影响［D］.上海体育学院，2020.

［21］张在其，陈荣昌，杨全坤，等.针对COPD呼气流速受限的康复训练的效果研究［J］.中国康复医学杂志，2008，23（006）：499-504.

［22］甘海红.呼吸功能康复操结合六字诀呼吸法对肺心病患者气道阻力及运动耐力的影响［J］.护理实践与研究，2020，17（17）：88-90.

［23］孙文玉，王万宏，毕鸿雁，等.视觉追踪训练联合六字诀对帕金森病患者运动功能和生活质量的影响［J］.康复学报，2020，30（06）：66-70.

（李文娟，张华春）

第十节　全程化全方位结直肠肿瘤围术期康复流程构建

一、背景及意义

结直肠肿瘤是目前世界上最常见的恶性肿瘤之一，也是导致人类死亡的主要肿瘤，其发病率在中国及世界范围均排名第三。根据 Global Cancer Statistics 2020统计数据显示，结直肠肿瘤占全世界新发肿瘤的10.0%，每年新增结直肠肿瘤患者约为193万例。中国国家癌症中心发布的全国癌症统计数据显示2020年中国结直肠肿瘤新发约55万例，占总癌症发病率的12.2%，标记发病率为23.90/10万，发病率排名第二。随着结直肠癌筛查、诊断和治疗技术的发展，患者早期肠镜筛查率增加、存活率显著提高。手术是结直肠肿瘤最有效的治疗方式，结直肠肿瘤是ERAS应用最早且最为广泛的病种之一。在医疗资源日益紧张的背景下，如何提高结直肠肿瘤患者生存质量和促进癌症患者"生理-心理-社会"全方位康复是医疗护理关注的焦点。

本项目依托上海市第十人民医院整体医-技-护-管一体化ERAS管理模式框架，结合十院癌症中心建设标准和德国结直肠肿瘤中心（colorectal cancer center, CCC）管理认证标准，将科学、高效的流程设置与循证实践相结合，横向整合多学科资源，构建内科和外科联动的诊疗模式，对影响患者疾病康复、生理、心理、社会综合康复的风险因素进行"全方位"管理，纵向以结直肠肿瘤的筛查—诊疗—康复"全程化"诊疗链为时间轴，开展结直肠肿瘤患者"院前疾病诊疗导航、围术期康复促进、出院后疾病症状管理"为主要内容的结直肠肿瘤手术患者快速康复管理流程，旨在缩短患者住院时间、促进患者术后康复、改善患者健康结局。

二、实施场所介绍

本项目在上海市第十人民医院胃肠外科和结直肠肿瘤中心两个外科病区

实施，共60张床位，30名护理人员，每月约80例手术患者。涉及参与科室包括消化内镜中心、营养科、康复科、ERAS服务中心、慢病管理中心和信息科等。患者的纳入标准：① 年龄≥18周岁；② 首次手术的患者；③ 临床诊断为结直肠肿瘤的住院患者，诊断标准为国际癌症研究机构出版社IARC Press出版的《消化系统肿瘤病理学和遗传学》中对结直肠肿瘤的定义；④ 知情同意并自愿参加本次调查；⑤ 患者能与研究者进行良好沟通，并遵循研究要求完成问卷及相关评估。排除标准：① 多发远处转移、多器官功能衰竭或严重并发症的患者；② 合并其他恶性肿瘤的患者；③ 术后转至ICU继续治疗的患者。

三、实施方法学

采用PDCA质量改进模式，PDCA循环将质量管理分为4个阶段，即Plan（计划）、Do（执行）、Check（检查）和Act（处理）。在质量管理活动中，要求各项工作按照做出计划、计划实施、检查实施效果，然后将成功的纳入标准，不成功的留待下一循环去解决。

四、实施过程

（一）情景分析

该项目开展前，结直肠肿瘤手术患者收治以门诊为主，常规的入院模式下患者一般要历经就诊、各种检查、等待检查结果、医生确认检查结果、入院、交由多学科协作组讨论、交代病情和治疗意见等。尤其是经消化内镜筛查出疑似肿瘤的患者需再次挂门诊、办理入院、重复肠镜等相关术前检查等。患者围术期管理依据传统的围术期医疗护理常规；患者出院后疾病管理脱节，进而导致结直肠肿瘤患者重复检查、住院时间长、住院费用高、术前检查等候时间长、出院康复慢，再入院率高等现状。

（二）构建方案

在具体流程落实过程中，开展"院前导航护士-院中ERAS护士-院后个案管理师"为特色的护理全程化疾病康复流程管理，初步方案见表3-10-1。

（三）执行实施方案

1. 院前：肿瘤筛查-诊断-治疗导航

基于医院结直肠肿瘤中心（Colorectal cancer center, CCC）一体化信息平

表 3-10-1　方案的初步构建

时期	干预时间	干预方式	干预内容
门诊	门诊肠镜发现高危患者	门诊访视（导航护士）	① 发现高危患者，开通内镜病理快速通道，缩短病理等候时间，进行确诊 ② 导航护士介入启动院前指引流程，与患者建立联系，评估收集患者基本信息（一般情况，例如临床资料、工作状况、家庭收入、居住情况、医疗费用负担情况、基础疾病、营养相关评分、疲乏相关评分等），建立个案档案 ③ 为确诊后的患者开通入院办理绿色通道，简化入院流程
围手术期	术前	病房干预（ERAS护士）	转介责任护士，根据患者因肿瘤所产生的一系列症状（消化系统症状、疼痛、疲劳、心理症状等）及手术治疗方案，联合个案管理团队（肿瘤科、营养科、药剂科、康复科、心理科、超声科、慢病管理中心等），制定个体化的诊疗护理计划
	术后		由责任护士进行术后护理，个案管理师监测个案管理方案的进行，根据患者术后的具体症状（疼痛、恶心呕吐、伤口愈合、血栓、心理症状等）联合个案管理团队，对患者诊疗护理方案进行调整
	出院日		① 评估患者康复情况，进行出院健康教育，包括复诊、药物、饮食、活动、功能锻炼等。对带有造口和PICC的患者告知其护理相关注意事项，门诊复诊时间。对需要进行后续化疗的患者进行化疗相关指导 ② 告知患者下次随访时间，并鼓励患者主动联系个案管理师，以帮助恢复期患者健康问题的处理
随访期	术后1个月	① 病房随访	① 评估患者现有症状，包括肠功能恢复情况、伤口愈合情况、营养状况、疼痛、睡眠、疲劳、心理社会、化疗所带来的不良反应、与造口相关症状等
	术后3个月	② 整合门诊随访	② 个案管理师对患者出现的症状进行管理。
	术后6个月	③ 电话随访（个案管理师）	③ 个案管理师不能解决的症状问题则进行多学科团队的转介：a. 临床生化异常及化疗过程出现症状问题→临床专科门诊；b. 造口相关症状→造口门诊；c. 中心静脉导管相关→PICC门诊；d. 心理社会相关症状→心理门诊；f. 术后康复功能锻炼→康复门诊

台，以及导航护士、ERAS护士、个案管理师等专门岗位开展院前导航模式。门诊肠镜筛查结直肠肿瘤患者，通知导航护士，导航护士通知病房发现高危患者，开通内镜病理快速通道，缩短病理等候时间，进行确诊。个案管理师进行收案，与患者建立联系，评估收集患者基本信息（一般情况，例如，临床资料、工作状况、家庭收入、居住情况、医疗费用负担情况、基础疾病、营养相关评分，疲乏相关评分等），建立个案档案。为确诊后的患者开通入院办理绿色通道，简化入院流程。患者确认住院手术治疗，与病房护士联系确认住院时间，进行住院前导航和院前宣教，转介病房后由EARS护士进行围术期管理。建立导航护士院前-院中-院后一体化导航流程（图3-10-1），形成导航护士＋个案管理师＋ERAS护士主导的多学科协作模型（图3-10-2）。

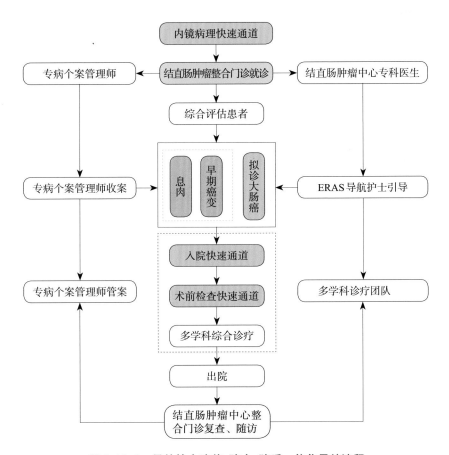

图3-10-1 导航护士院前-院中-院后一体化导航流程

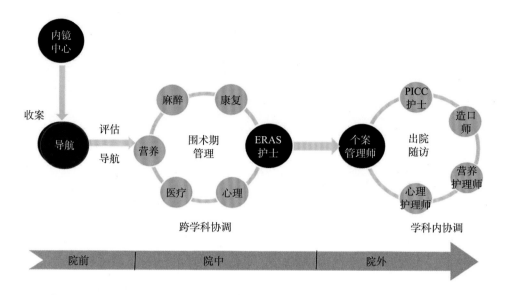

图3-10-2 导航护士+ERAS护士+个案管理师主导的多学科协作

2. 院中：围术期ERAS康复促进流程

根据患者因肿瘤所产生的一系列症状，如消化系统症状、疼痛、疲劳、心理症状等以及手术治疗方案，联合多学科协作团队，包含肿瘤科、营养科、药剂科、康复科、心理科、超声科、慢病管理中心等部门，制定个体化的诊疗护理计划。由责任护士进行术后护理，个案管理师监测个案管理方案的进行，根据患者术后的具体症状，如疼痛、恶心呕吐、伤口愈合、血栓、心理症状等联合个案管理团队，对患者诊疗护理方案进行调整。

（1）术前营养-运动-心理三联预康复方案　开展术前营养-运动-心理三联预康复方案。预康复是指通过增强应激能力使患者能够承受手术压力的过程，与一般术前准备相比，预康复更加侧重于术前增强身体、营养和情绪应对能力，以应对即将到来的手术压力和恢复期高代谢消耗，同时还包括血糖控制，贫血和营养不良的纠正，而非一般的肠道准备、禁食、药物治疗和戒烟酒。本项目基于术前营养、运动和心理干预的"三联预康复"的框架构建适用于老年结直肠肿瘤手术患者的术前预康复方案。

1）术前综合评估：由ERAS护士进行患者衰弱情况评估、营养相关评估（NRS2002和PG-SGA）、心理及睡眠情况评估（9条目患者健康问卷、广泛性

焦虑量表和10条目应激感受量表）、生活质量评价量表和活动能力及肌力评估
［6 min步行距离（m）、7级台阶往返时间（s）、6 m步行速度（s）、TUG实验
（s）、握力测试（kg）］和结直肠肿瘤患者生活质量。

2）术前营养支持方案：当患者NRS2002评估量表≥3分，或者PG-SGA
诊断为营养不良时，由医生和营养科介入，根据患者营养状况制定个性化的肠
内和肠外营养干预方案，一般术前至手术日给予患者每日摄入1.2 g/kg蛋白质。
由ERAS护士落实营养干预内容，ERAS护士每日记录患者肠内肠外营养补充
情况，提高患者营养干预依从性，记录肠内、肠外营养不良反应，与医生及营
养师讨论并进行动态调整。制作营养制剂服用视频指导患者正确使用。

3）术前运动方案：术前运动方案由ERAS护士负责落实，制作术前运动
康复训练视频（具体见图3-10-3）。包含握力锻炼：提供10 kg规格的握力计，

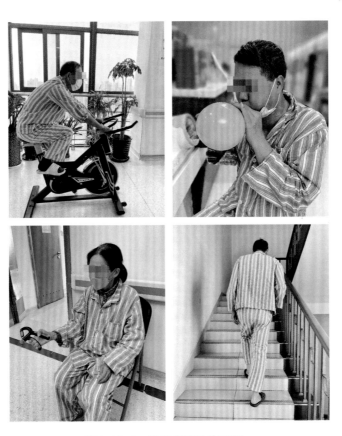

图3-10-3 患者术前运动干预

要求患者左右手，每日分别锻炼20次。有氧运动：如步行提供患者计步装置，推荐患者每日行走至少7 500步（约1小时）。抗阻运动：① 爬楼梯锻炼：推荐患者每日爬楼梯3次，每次上下楼梯5层；② 动感单车锻炼：推荐患者每日骑车3次，每次30分钟；③ 椭圆机锻炼：推荐患者每日椭圆机3次，每次20分钟。④ 呼吸功能锻炼：提供患者气球，要求患者每日进行吹气球锻炼至少30次。

4）术前团体心理干预：由心理科心理治疗师和心理护师共同完成。经心理评估为正常的患者由ERAS护士负责术前心理护理，通过呼吸放松训练、音乐疗法等进行心理放松和疏导。经心理评估存在焦虑和抑郁的患者则有心理治疗师介入进行专业心理干预。具体见图3-10-4。

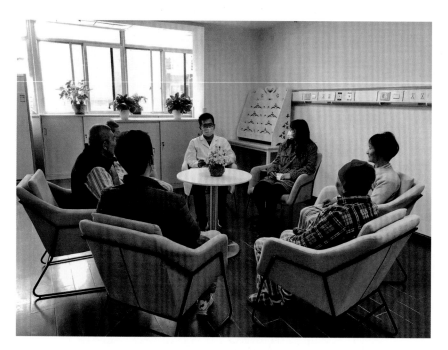

图3-10-4　患者术前心理干预

（2）术后加速康复运动及营养支持方案

1）术后早期活动方案：术后活动评估表及分层活动方案的构建：本项目通过前期调查发现，患者早期术后活动情况与指南推荐内容仍存在较大差距，仅约一半（55.3%）的患者在术后24小时内离床活动。结果显示182名

（55.3%）患者在术后24小时内下床活动，128名（70.3%）患者术后第一天和术后第二天活动总时长达到1小时。因此，本项目在前期对329名结直肠肿瘤患者为研究对象，采用Logistic回归分析探讨患者术后早期下床活动的影响因素。结果发现，年龄、术后导管总数、术后第1天血钾等因素影响是胃肠道肿瘤患者术后早期下床活动的影响因素（$P < 0.05$）。因此，本研究基于该结果制定了影响患者术后活动依从性的评估表，结合专家意见将患者活动依从能力进行分级，制定了分层的术后早期活动方案，适合不同患者术后早期活动目标的实现（表3-10-2，图3-10-5）。

表 3-10-2　术后活动评估表及分层活动方案

评分等级	术后 6 小时	术后第 1 天	术后第 2 天直至出院
高	呼吸肌功能锻炼、床上翻身、四肢活动、床头抬高30度	< 7分：呼吸肌功能锻炼、四肢活动、床上坐起、床边坐起、床边站立，下床活动，至少2 h，500 m	< 7分：呼吸肌功能锻炼、床上四肢活动，抗阻运动，下床行走，至少6小时，1 500 m
中		8 ～ 12分：呼吸肌功能锻炼、床上四肢活动，床边站立，下床活动至少1小时，200 ～ 250 m	8 ～ 12分：呼吸肌功能锻炼、床上四肢活动，抗阻运动，下床活动至少2小时，500 m，逐渐增加到6小时，1 500 m
低		> 12分：卧床休息，将床头抬高至30°，逐渐抬高45°、60°。床上坐起	> 12分：呼吸肌功能锻炼、床上四肢活动，床头抬高90°，床上坐起，床边站立，下床活动至少1小时，200 ～ 250 m，逐渐增加到6小时，1 500 m

　　2）基于多学科协作围术期并发症预防：多学科协作下制定出院计划（表3-10-3），包含① 评估患者康复情况，进行出院健康教育，包括复诊、药物、饮食、活动、功能锻炼等。对带有造口、带管出院和中心静脉置管的患者告知其护理相关注意事项，门诊复诊时间。对需要进行后续辅助治疗患者预约下次治疗时间。② 告知患者下次随访时间，并鼓励患者主动联系个案管理师，以帮助恢复期患者健康问题的处理。

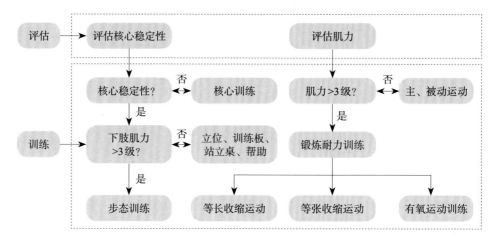

图3-10-5　术后活动评估和指导流程

表 3-10-3　围术期并发症风险多学科协作内容

围术期并发症风险类型	ERAS护士职责	对接学科	干预内容
血栓风险	深静脉血栓高风险监测；术前-术后-出院前预约B超血栓筛查	B超室	床旁血管超声检查排查血栓风险
术后尿潴留	预约超声检查	B超室	膀胱尿残余监测
营养不耐受	营养不耐受评估；预约超声检查	B超室	胃残余量监测
营养风险/营养不良	评估营养风险、营养不良、营养支持不良反应；预约营养科会诊	营养科	调整口服ONS类型和进食方案
肠功能恢复延迟	评估术后排气、肠鸣音及腹胀情况	中医科	大肠经电刺激；中药口服促进肠蠕动
术后感染	药物不良反应；感染不能控制	药剂科	与医生共同调整抗生素方案

3. 院后：基于症状管理的个案管理

个案管理师联系患者术后1周进行结直肠肿瘤整合门诊随访，整合门诊随访流程为：第一站：护理门诊；第二站：心理门诊；第三站：康复门诊；第四站：营养门诊；第五站：整合综合门诊。由不同专科为患者制定出院后康复计划。术后1个月、3个月、6个月及12个月进行电话随访，随访内容包括：① 评估患者出院后康复计划实施情况；② 评估患者现有症状，包括肠功能恢复情况、伤口愈合情况、营养状况、疼痛、睡眠、疲劳、心理社会、化疗所带来的不良反应、与造口相关症状等。③ 个案管理师对患者出现的一般症状问题进行咨询和干预。④ 需进一步专科干预的症状问题，由个案管理师评估、预约转介专科门诊进行进一步治疗：a. 临床生化异常及化疗过程出现症状问题→临床护理专家门诊；b. 造口相关症状→造口门诊；c. 中心静脉导管相关→血管通路门诊；d. 心理社会相关症状→心理门诊；e. 术后康复功能锻炼→康复门诊；f. 术后营养问题→营养门诊；g. 术后怀疑复发或其他→结直肠肿瘤整合门诊（图3-10-6）。

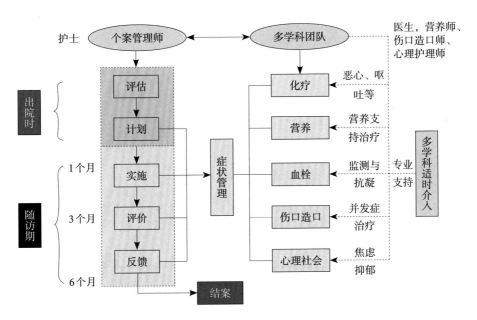

图3-10-6　基于症状管理理论出院后的个案管理模式

（四）资料分析与效果评价

对照组采用常规入院流程：由门诊医生开具检查，确诊后办理入院手续入院；围术期护理：按责任制护理流程，患者出现症状则由主管医生与责任护士处理，个案管理师与多学科团队不参与，出院时由责任护士进行出院指导；常规出院随访：按照随访时间进行门诊随访，由门诊医生处理患者出现的问题。干预组患者采用基于本项目管理模式。

1. 患者救治流程指标比较

表3-10-3结果显示，从患者快速诊疗流程来看，患者术前等待时间、住院时间、住院费用和术后1个月在入院率均显著下降。

2. 患者术后康复指标比较

表3-10-4结果显示，患者术后并发症中，吻合口瘘和术后肺部感染发生率并无显著增加，但是尿路感染和尿潴留患者发生率显著降低（$P < 0.05$）。患者术后肠道功能恢复情况上，肠鸣音恢复时间、肛门排气时间和排便时间均早于对照组。两组患者前白蛋白和血清蛋白两组比较有统计学意义（$P < 0.05$）。

3. 患者生活质量指标比较

两组患者术后1个月生活质量中功能领域，症状领域中疲劳、疼痛，单项症状中总体健康、食欲丧失、便秘、腹泻、经济状况干预组均优于对照组，差异有统计学意义（$P < 0.05$）（表3-10-5～表3-10-8）。

表3-10-4　两组患者术前等待时间、住院时间、住院费用、术后1个月再入院率比较

组别	例数	术前等待时间（d, $\bar{X} \pm s$）	住院时间（d, $\bar{X} \pm s$）	住院费用（元, $\bar{X} \pm s$）	术后1个月再入院率（N）
对照组	150	6.94 ± 3.75	16.68 ± 3.91	71 566.39 ± 19 298.60	8
干预组	128	4.34 ± 3.13	12.34 ± 4.33	68 347.20 ± 18 605.62	2
t/χ^2值		3.766	5.257	0.852	6.193
P值		0.000	0.000	0.398	0.029

表3-10-5　两组患者术后并发症发生情况比较

时　间	总数 n	并发症 n（%）				总　数
		吻合口瘘	肺部感染	尿路感染	尿潴留	
对照组	150	9（6.00）	6（4.00）	10（6.67）	12（8.00）	37

（续 表）

时　间	总数 n	并发症 n（%）				总　数
		吻合口瘘	肺部感染	尿路感染	尿潴留	
干预组	128	6（4.69）	4（3.12）	2（1.56）	3（2.34）	15
X^2 值		0.233	0.152	4.356	4.329	7.90
P 值		> 0.05	> 0.05	> 0.05	> 0.05	< 0.01

表 3-10-6 两组患者术后肠道功能恢复情况比较

组　别	肠鸣音恢复时间(h)	肛门排气时间（h）	排便时间（h）
干预组（n=128）	3.60 ± 0.67	36.67 ± 11.26	69.85 ± 20.18
对照组（n=150）	4.12 ± 0.93	44.92 ± 13.85	92.76 ± 19.84
t 值	3.661	3.514	6.181
P 值	< 0.001	0.001	< 0.001

表 3-10-7 两组患者围术期营养状态比较

组别	时间	体质量（kg）	血红蛋白（g/L）	前白蛋白（mg/L）	人血白蛋白（g/L）
干预组（n=128）	术前	51.6 ± 3.7	110.6 ± 10.7	208.0 ± 56.2	36.1 ± 4.1
	术后	52.1 ± 5.1	109.7 ± 11.2	197.5 ± 39.6	41.7 ± 5.6
对照组（n=150）	术前	51.9 ± 3.9	109.2 ± 8.7	201.1 ± 48.7	35.8 ± 4.1
	术后	49.7 ± 4.8	105.3 ± 7.9	167.5 ± 32.4	37.8 ± 4.5
t 值	术前	1.34	1.456	4.465	4.134
P 值	术后	0.075	0.086	< 0.001	< 0.001

表 3-10-8　两组患者术后 1 个月生活质量比较

项　目	对照组 （n=150）	干预组 （n=128）	t 值	P 值
功能领域				
躯体功能	51.17 ± 20.47	82.67 ± 5.03	−6.683	0.000
角色功能	46.67 ± 28.41	72.50 ± 11.18	−3.785	0.001
认知功能	71.67 ± 28.15	95.00 ± 7.84	−3.571	0.001
社会功能	51.67 ± 23.51	72.50 ± 11.18	−3.579	0.001
症状领域				
疲劳	49.45 ± 21.17	23.58 ± 13.46	4.611	0.000
疼痛	10.83 ± 20.43	0.83 ± 3.72	2.154	0.038
恶心、呕吐	11.67 ± 21.68	8.34 ± 12.68	0.593	0.557
单项症状				
总体健康状况	46.67 ± 8.29	59.16 ± 11.11	−4.031	0.000
气促	6.67 ± 23.19	0.00 ± 0.00	1.285	0.206
失眠	16.67 ± 29.62	10.00 ± 15.67	0.890	0.379
食欲丧失	40.00 ± 35.21	13.33 ± 16.75	3.059	0.004
便秘	33.33 ± 39.00	5.00 ± 12.21	3.101	0.004
腹泻	40.00 ± 44.06	15.00 ± 20.16	2.307	0.027
经济状况	28.33 ± 32.93	10.00 ± 15.67	2.248	0.030

五、信息化应用推行

1. 多学科信息联动的住院患者围术期风险评估系统

患者营养、血栓、肺部感染风险评估系统，采用医护系统信息推送、护理营养信息联动。由护士在护士系统中嵌入 NRS-2002，PG-SGA 和 Carprini 等国际广泛使用的风险评估工具，此外，还引入上海市第十人民医院自主研发的手术后肺部感染风险评估表。由护理人员完成评估，评估结果自动显示于患者一览表中进行风险警示；其中营养风险评估结果自动推送至营养科，营养科通过后台动态监测全院营养风险，及时与医疗和护理提出营养处方和治疗建议，血栓风险则自动链接至医疗医嘱系统中，医生根据风险结果给予必要的物理预防和药物预防。

2. 患者出院后联合门诊信息管理平台的构建

医院自主研发肿瘤患者出院后门诊信息管理平台，基于医疗-护理-营养-

康复一站式整合门诊的管理系统，与现有门诊系统对接，共享多学科诊疗和检查结果；同时嵌入患者随访系统，纳入包括营养状态、功能状态、护理心理和社会等多个随访评估量表，将每次门诊结果同时对接随访系统，减少随访过程中相关检查指标和评估内容的重复输入（图3-10-8）。

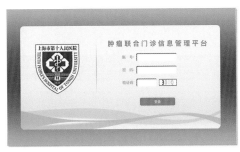
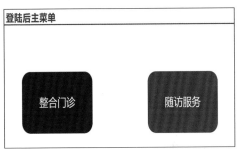
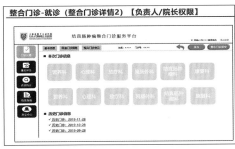
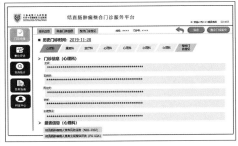

图3-10-8　结直肠肿瘤患者多学科整合门诊及随访信息系统

六、长效机制与指标

1. 长效机制

（1）构建多学科协作团队　由医院副院长牵头，多部门协作，从管理制度和流程设置上进行高层设计，打通影响患者快速救治的障碍因素。

（2）搭建多学科手术患者疾病管理信息平台　本案例同时从管理和专业两个角度出发，围绕患者围术期的风险问题，打破现有信息壁垒，将围术期患者围术期诊疗信息进行多学科、多部门共享，实现围术期患者信息高效联通，为多学科协作奠定了信息和管理基础；同时，自主创新研发结直肠肿瘤患者出院后整合门诊和随访信息系统，在快速康复背景下，关注肿瘤患者疾病"全程化"康复需求，纳入了医疗（肿瘤内科、外科）、营养、康复、心理、护理等"全方位"专业康复内容，帮助医疗专业人员更好地解决患者康复问题。

2. 指标监测

（1）管理指标 包括术前等待时间、住院天数、住院费用和术后1个月再入院率。体现了结直肠肿瘤患者整个诊疗流程的高效性。

（2）康复指标 从患者疾病、生理、心理和社会等综合角度，通过术后并发症发生情况、肠道功能恢复情况、营养状况以及术后生活质量来综合评价患者的康复结局。

七、案例特色

本案例从肿瘤手术患者肿瘤治疗-康复的"全程化、全方位"疾病管理需求出发，通过多学科团队和多部门的协作，制定针对结直肠肿瘤手术患者的快速入院-检查-手术诊疗流程，并通过导航护士帮助患者快速入院；围术期则通过ERAS护士为多学科协调员、ERAS护理关键内容执行者帮助患者术前预康复、术后早期康复；出院后则通过个案管理师配合多学科开展整合门诊，负责患者出院后整个随访和康复。在整个多学科团队协作中，通过设立不同作用的专科护士角色，从管理流程、多学科协调、专科护理等维度发挥核心和重要作用，更好的落实结直肠肿瘤患者ERAS围术期照护指南中提到的核心内容。

在本实施场所，项目实施清单至少包含以下4个方面内容：① 多学科协作团队：ERAS相关专科护士、医生、康复师、营养师等。② 快速康复流程设置：多部门协作下的快速入院通道、术前检查绿色通道。③ 护理专科护士：导航护士、ERAS护士和个案管理师。④ 长效机制：规章、制度、流程、信息手段。

—— 参·考·文·献 ——

[1] Gustafsson UO, Scott MJ, Hubner M, et al. Guidelines for perioperative care in elective colorectal surgery: Enhanced Recovery After Surgery (ERAS®) Society Recommendations: 2018[J]. World J Surg, 2019, 43(3): 659-695.

[2] Gustafsson UO, Scott MJ, Schwenk W, et al. Guidelines for perioperative care in elective colonic surgery: Enhanced Recovery After Surgery (ERAS®) Society recommendations[J]. Clin Nutr, 2012, 31(6): 783-800.

［ 3 ］ Freddie, Bray, Jacques, et al. Global cancer statistics 2018: GLOBOCAN estimates of incidence and mortality worldwide for 36 cancers in 185 countries. [J]. CA: a cancer journal for clinicians, 2018, 68(6): 394−424.

［ 4 ］ M Arnold, Sierra M-S, Laversanne M, et al. Global patterns and trends in colorectal cancer incidence and mortality[J]. Gut, 2017, 66(4): 683−691.

［ 5 ］ Z Yang, Wang X-F, Yang L-F, et al. Prevalence and risk factors for postoperative delirium in patients with colorectal carcinoma: a systematic review and meta-analysis[J]. Int J Colorectal Dis, 2020, 35(3): 547−557.

［ 6 ］ 徐虹霞，潘红英，王宏伟，等.加速康复外科实施过程中导航护士角色的设立及实践［J］.中华护理杂志，2017，52（05）：530−534.

［ 7 ］ J-Y Joo, Liu M-F. Case management effectiveness in reducing hospital use: a systematic review[J]. International Nursing Review, 2017, 64(2): 296−308.

［ 8 ］ L Linder. Analysis of the UCSF Symptom Management Theory: implications for pediatric oncology nursing[J]. J Pediatr Oncol Nurs, 2010, 27(6): 316−324.

［ 9 ］ 吴海霞，吴茜，施雁.国内外肿瘤患者个案管理模式的研究进展［J］.中华现代护理杂志，2019，25（34）：4532−4536.

［10］ Durrand J, Singh SJ, Danjoux G. Prehabilitation[J]. Clin Med (Lond), 2019, 19(6): 458−464.

［11］ Investigation of quality of life in patients with lung cancer by the EORTC QLQ-C30 (V3. 0) Chinese version[J]. 肿瘤学与转化医学(英文), 2015, (3): 125−129.

［12］ 万崇华，陈明清，张灿珍，等.癌症患者生命质量测定量表EORTC QLQ−C30中文版评介［J］.实用肿瘤杂志，2005，（04）：353−355.

［13］ C O'Gorman, Stack J, O'Ceilleachair A, et al. Colorectal cancer survivors: an investigation of symptom burden and influencing factors[J]. BMC Cancer, 2018, 18(1): 1022.

［14］ H Brenner, Jansen L, Ulrich A, et al. Survival of patients with symptom and screening detected colorectal cancer[J]. Oncotarget, 2016, 7(28): 44695−44704.

［15］ K Rohrl, Guren M-G, Astrup G-L, et al. High symptom burden is associated with impaired quality of life in colorectal cancer patients during chemotherapy: A prospective longitudinal study[J]. Eur J Oncol Nurs, 2020, 44: 101679.

［16］ C-J Han, Yang G-S, Syrjala K. Symptom Experiences in Colorectal Cancer Survivors After Cancer Treatments: A Systematic Review and Meta-analysis[J]. Cancer Nurs, 2020, 43(3): E132−E158.

［17］ S-Y Chen, Stem M, Gearhart S-L, et al. Readmission Adversely Affects Survival in Surgical Rectal Cancer Patients[J]. World J Surg, 2019, 43(10): 2506−2517.

［18］ G-L Yuan, Liang L-Z, Zhang Z-F, et al. Hospitalization costs of treating colorectal cancer in China: A retrospective analysis[J]. Medicine (Baltimore), 2019, 98(33): e16718.

［19］ J Simard, Kamath S, Kircher S. Survivorship Guidance for Patients with Colorectal

Cancer[J]. Curr Treat Options Oncol, 2019, 20(5): 38.

[20] Sung H, Ferlay J, Siegel RL, Laversanne M, et al. Global Cancer Statistics 2020: GLOBOCAN Estimates of Incidence and Mortality Worldwide for 36 Cancers in 185 Countries[J]. CA Cancer J Clin. 2021 May; 71(3): 209−249.

[21] Qiu H, Cao S, Xu R. Cancer incidence, mortality, and burden in China: a time-trend analysis and comparison with the United States and United Kingdom based on the global epidemiological data released in 2020[J]. Cancer Commun (Lond). 2021 Oct; 41(10): 1037−1048.

（朱晓萍，吴　茜）

基于证据的围术期护理风险评估信息交互策略实施与推进

一、背景及意义

ERAS理论是常见的外科护理理念，目前该理念已在我国得到广泛应用，在目前的护理路径中，手术室护理作为围术期关键的护理流程，在加速康复外科理念实施中起到了重要作用，可有效降低并发症发生率，提升患者的恢复效率。此外，手术室是手术治疗的重要场所，工作环节多、烦琐，容易存在安全隐患。因此实施有效的护理模式是必要的。

目前关于EARS理念在手术室护理中的应用已越来越受到大家的认可，也是目前护理研究的热点之一。但目前围术期全过程中"手术室"的快速康复相关的措施研究较少，尚未有医疗中心针对EARS理念在手术室护理中的应用制定具体的规范化标准化实施流程，尤其是在信息化理念下，EARS的具体实施方案与亚专科的具体术式、围术期管理密切相关。本项目主要关注基于知识转化模型的围术期护理风险评估信息交互在ERAS的推进及应用，以期补充和完善快速康复的全过程实践措施。

研究表明，护理人员对围术期风险评估的正确认识和有效管理对防范围术期风险的发生至关重要。预防围术期风险的发生关键在于使用合适的评估工具，能够及时准确、动态、全面地对患者进行风险评估。本研究使用以PDA为载体的信息化模式对手术患者的围术期风险进行评估并与病区进行信息交互，推进了手术患者手术护理信息与护理单元信息共享，在降低围术期风险发生率的同时实现手术患者无缝隙交接，对术前评估高危的患者加强术中的干预，并为患者术后的加速康复提供循证依据，对患者的术前高危风险因素评估通过信息化实现术前、术中和术后的无缝隙的信息化监管。

二、实施场所介绍

本项目在上海市第一人民医院手术室实施，对进入手术室进行手术的患者使用PDA中的评估表进行手术风险评估并通过术后回访持续跟进评估患者情况。手术室护士使用PDA收集手术患者一般资料并加以整理；信息科工程师负责协调各信息系统中的评估资料并导入PDA。

三、实施方法学

本研究遵循加拿大格雷厄姆（Graham）教授的团队于2006年提出的知识转化模式（Knowlege to Action Framework, KTA），包括知识产生和知识应用2个环节（图3-11-1）。知识产生环节通过知识查阅、知识整合、知识产出3个步骤提取更符合利益相关人群的研究证据，知识应用环节包括选择解决问题的知识、将知识引入特定情境等，旨在推动管理者、研究者、患者、将研究结果应用于

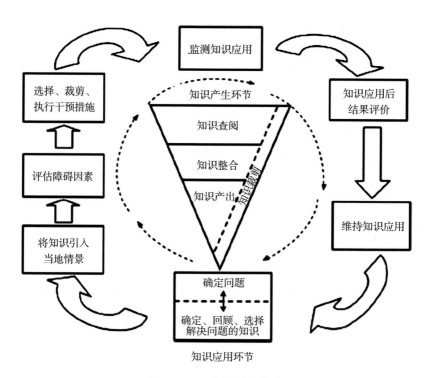

图3-11-1 知识转化模式

临床实践中，促进知识转化与实践变革，改善临床照护质量及患者健康。

四、实施过程

（一）情景分析

该项目开展前，病房主要使用纸质版本的风险评估表对患者的风险进行评估，纸质版本的评估表在患者转运前及病例牌流转前很难及时将信息传达，并且病区评估内容缺乏对手术患者术中模块风险的评估，因此，本项目拟通过建立适宜手术室的评估系统以识别高风险患者，使用信息化的模式来改变现状以达到更好的效果。

（二）构建方案

将各评估量表植入PDA访视模块，由于其中的压力性损伤量表可能在对外科手术患者的评估上有所欠缺，故对围术期压力性损伤的评估量表进行改进。

（三）执行实施方案

1. 选取研究对象

选取2020年6月至2021年8月在上海市第一人民医院进行手术的患者为研究对象。纳入标准：接受全麻手术的成人患者；无皮肤疾病；手术总时间大于或等于2小时；知情同意参加本课题研究。排除标准：术前有压力性损伤、皮肤破损及皮肤疾病，影响判断结果者；手术总时间大于或等于2小时，但术中改变体位，每种体位时间小于2小时者。

2. 选择合适的研究工具

研究工具包括两个部分。第一部分为一般资料调查问卷。通过访视及医院大数据获取：包括年龄、性别、民族、身高、体重、术前血红蛋白、术前白蛋白、术前血糖、术前应用药物情况、术前精神状况、术前皮肤状况、术前肢体活动度、禁食时间、进入手术室时间、出手术室时间、手术开始结束时间、术前安置体位的工具和减压措施、术前、术中、术后血压、脉搏、体温、氧饱和度、术中出血量，保温降温措施、用药情况、术后减压措施，用药情况，皮肤情况，压疮转归时间等。第二部分为Munro围术期压疮风险评估表。Munro量表分为术前、术中、术后3个阶段，手术患者压疮风险评估程度由3个阶段的分数累计后得出。术前风险从移动能力、营养状况、BMI、减轻体重、年龄、现存并发症6个风险因素来确定得分，其中总分＜6分表示无风险或者低风险，7～14分为中度风险，＞15分为高风险。术中风险评估从麻醉分级、麻醉方式、术中体温、低血压、皮肤潮湿程度、手术移动情况/体位改变、手术体位7个方面进行术中评估，其中总分＜13分表示低风险，14～24分为中度风险，＞25分为高风险。术后风险评估从手术时间和出血量两个方面进行，其中总分＜15分归为低风险，16～18分归为中度风险，＞29分为高风险。

3. 选取风险评估内容与压力性损伤标准

危险因素和风险评估参照《2019版预防和治疗压力性损伤：快速参考指南》。针对易发生压力性损伤的个体制定并实施以风险评估为基础的预防计划。进行压力性损伤风险评估时：使用结构式方法、包含全面的皮肤评估、使用风险评估表并评估额外危险因素、根据评估结果制定临床决策。危险因素证据强度分为（由强至弱）：A、B1、B2、C，GPS（缺乏所列临床研究证据但指南制定工作组认为对临床有重要指导意义）。

压力性损伤分期标准参照《2019版预防和治疗压力性损伤：快速参考指南》。分为1期、2期、3期、4期、不可分期（Unstageable）、深部组织损伤（Deep Tissue Injury）。1期：在骨隆突处的皮肤完整伴有压之不褪色的局限性红斑，深色皮肤可能无明显的苍白改变，但其颜色可能与周围组织不同；2期：真皮部分缺失，表现为一个浅的开放性溃疡，伴有粉红色的伤口床（创面），无腐肉也可能表现为一个完整的或破裂的血清性水疱；3期：全层皮肤组织缺失，可见皮下脂肪暴露，但骨头、肌腱、肌肉未外露，有腐肉存在但组织缺失的深度不明确可能包含有潜行和隧道；4期：全层组织缺失，伴有骨、肌腱或肌肉外露、伤口床的某些部位有腐肉或焦痂，常常有潜行或隧道；不可分期：全层组织缺失，溃疡底部有腐肉覆盖（黄色、黄褐色、灰色、绿色或褐色），或者伤口床有焦痂附着（碳色、褐色或黑色）。

4. 运用信息工具

移动护理平台（PDA）初步设置了术前风险因素评估、术中风险因素评估、术后风险因素评估、术前访视、术后访视模块。评估列表见图3-11-2，术中风险因素评估见图3-11-3。

（四）资料分析与效果评价

1. 本研究采用便利取样法

符合入选标准的患者基本资料、皮肤情况在术前一天访视时由护士通过

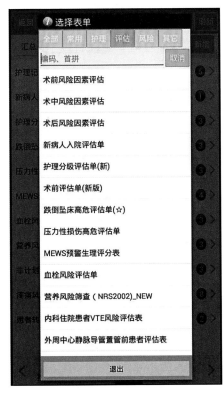
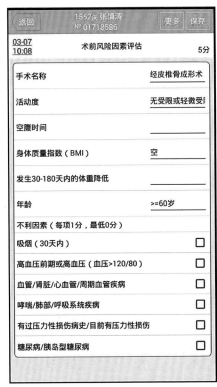

图3-11-2　信息化平台界面-评估列表　图3-11-3　信息化平台界面-术前风险
因素评估

PDA获取并记录于术前压力性损伤风险评估表；手术当日患者接入手术间至
出手术间期间对患者进行术中压力性损伤风险评估；离开PACU时再次进行评
估（如果直入ICU的患者半小时后进行判定和评估）。所有的量表均经由PDA
完成（患者客观资料直接经由医院信息大数据抽取），在评估完成后信息将自
动汇总，生成预警提醒。护士定期完善信息系统中的资料，以确保量表资料的
填写质量及数据完整性。随后对患者进行随访，将压力性损伤发生情况及预
防措施在PDA中记录于术后访视单，如果术后未发生急性压力性损伤，随访
3天，如果术后发生急性压力性损伤，随访至压力性损伤痊愈、患者出院或死
亡。研究小组由主任护师1名、副主任护师1名、工作超过10年的手术室主管
护师2名和护师7名以及信息科工程师1名组成，其中主任护师、副主任护师
负责课题指导，主管护师负责患者压力性损伤的评估及判定，手术室护师负责

一般资料的收集、整理，信息科工程师负责协调信息系统与PDA对接。

2. 制定医院围术期压力性损伤风险评估表并进行验证

根据Munro压力性损伤评估表和《2019版预防和治疗压力性损伤：快速参考指南》：危险因素和风险评估内容；初步构建上海市第一人民医院围术期压力性损伤风险评估表。采用Munro评估模式，分为术前、术中、术后3个一级条目。初步列出各危险因素作为二级条目。

选择手术患者1 000例进行改进后压力性损伤风险评估表预实验，通过单因素和多因素逻辑回归模型（Logistic Regression）分析筛选新纳入量表变量的稳健性（Robustness）确定风险因素评估指标，改进评估表。对改进后的手术室压力性损伤评估表预测能力进行分析，验证量表预测的稳定性和外推性。

五、信息化应用推行

与信息科及移动护理软件方沟通，将评估表表单嵌入PDA应用。此步骤关键在于移动护理平台软件与手麻系统、HIS系统的数据共享，便于护士快速准确地通过PDA从医院大数据平台中获取围术期高危风险评估表中所需要的客观数据，加强与病区进行信息交互，推进手术患者手术护理信息与护理单元信息共享。

六、长效机制与指标

借助移动信息平台形成信息化高危风险评估单。将使用说明与要求写入规章制度，常规执行与督查。关于压力性损伤，通过量表评价，自动评分，将评估贯穿并在术前访视、术中评估、术后随访整个围术期实时呈现，直接生成术前访视记录单，最终生成完整的围术期压力性损伤风险评估结果，根据结果划分风险等级，在PDA上预警提醒，提示压力性损伤的风险。通过全流程管理准确地反映了患者术中情况，为外科病房护理人员实施高危风险预防提供了重要依据。

七、案例特色

本案例使用了KTA知识转化的循证实践模式，旨在推动政策制订者、管理者、实践者、研究者、患者、公众将研究结果应用于临床实践中，促进知识转化与实践变革，改善临床照护质量及患者健康。在知识产生环节之前，首先明确临床亟须解决的问题，为知识产生环节确定检索主题，然后进行系统的文献检索（知识查阅），并对文献进行质量评价、整合与分析（知识整合），最后将研究证据转换为临床实践方案，形成简洁明了、可操作性强的知识工具或产品（即知识产出）。知识应用环节包括确定问题/选择解决问题的知识、将知识引入特定情境，旨在指导实践者做什么、怎样做以及在怎样的场景下开展证据应用。

在此过程中我们同样采用了信息化的方式，将临床实践与信息化工具紧密结合，在提高信息流转的同时加强了各病区间的信息交互，最终实现推进EARS进程的目的。

在本实施场所，围术期护理风险评估信息交互在ERAS的推进及应用项目实施清单至少包含以下7个方面内容：① 基于证据的评估工具：Munro评估表；② 信息化平台：PDA、HIS、手麻系统；③ 知识提升：全院全员培训、分层培训；④ 多学科团队：护士、医生、网络工程师；⑤ 多部门协调：医务处、护理部、信息科、设备科等；⑥ 传播方式：视频、宣传手册、微信公众号；⑦ 长效机制：规章制度、流程、信息手段。

参·考·文·献

［ 1 ］ Stenberg E, Dos Reis Falcão LF, O'Kane M, et al. Guidelines for Perioperative Care in Bariatric Surgery: Enhanced Recovery After Surgery (ERAS) Society Recommendations: A 2021 Update. World J Surg. 2022; 46(4): 729−751.

［ 2 ］ 钟婕，周英凤. 知识转化模式在护理实践中的应用进展［J］. 中华护理杂志，2017，52（11）：1366−1370.

［ 3 ］ Svavarsdottir EK, Sigurdardottir AO, Konradsdottir E, et al. The process of translating family nursing knowledge into clinical practice[J]. Nurs Scholarsh. 2015; 47(1): 5−15.

［ 4 ］ Mellis C. Evidence-based medicine: what has happened in the past 50 years?[J]. Paediatr Child Health. 2015; 51(1): 65−68.

［ 5 ］ Livingston P, Evans F, Nsereko E, et al. Safer obstetric anesthesia through education and mentorship: a model for knowledge translation in Rwanda[J]. Can J Anaesth. 2014; 61(11): 1028−1039.

［ 6 ］ Sood MM, Manns B, Nesrallah G; Canadian Kidney Knowledge Translation, Generation Network. Using the knowledge-to-action framework to guide the timing of dialysis initiation[J]. Curr Opin Nephrol Hypertens. 2014; 23(3): 321–327.

［ 7 ］ Sinden K, MacDermid JC. Does the knowledge-to-action (KTA) framework facilitate physical demands analysis development for firefighter injury management and return-to-work planning?[J]. Occup Rehabil. 2014; 24(1): 146–159.

［ 8 ］ Slowikowski G C, Funk M.Factors associated with pressure ulcers in patients in a surgical intensive care unit[J]. Journal of Wound Ostomy & Continence Nursing, 2010, 37(6): 619–626.

［ 9 ］ Munro C A. The development of a pressure ulcer risk-assessment scale for perioperative patients[J]. Aorn Journal, 2010, 92(3): 272.

［ 10 ］ Bergstrom N, Braden B, Boynton P, et al. Using a research-based assessment scale in clinical practice[J]. Nursing Clinics of North America, 1995, 30(3): 539–551.

［ 11 ］ Defloor T, Grypdonck M F. Validation of pressure ulcer risk assessment scales: a critique[J]. Journal of Advanced Nursing, 2004, 48(6): 613–621.

［ 12 ］ Margolis D J, Knauss J, Bilker W, et al. Medical conditions as risk factors for pressure ulcers in an outpatient setting[J]. Age & Ageing, 2003, 32(3): 259–264.

［ 13 ］ Chen H L, Cao Y J, Zhang W, et al.Braden Scale is not suitable for assessing pressure ulcer risk in individuals aged 80 and older[J]. Journal of the American Geriatrics Society, 2015, 63(3): 599–601.

［ 14 ］ Mordiffi S Z, Kent B, Phillips N, et al. Use of mobility subscale for risk assessment of pressure ulcer incidence and preventive interventions: Asystematic review[J]. JbiDatabase ofSystematic Reviews & Implementation Reports, 2011, 9(2): 2417–2481.

［ 15 ］ Inzitari M, Espinosa S L, Perez Bocanegra M C, et al. Intermediate hospital care for subacute elderly patients as an alternative to prolonged acutehospitalization[J]. Gaceta Sanitaria, 2014, 26(2): 166–169.

［ 16 ］ 张晨，张穗.手术患者压疮危险因素与专用评估工具的研究进展［J］.护士进修杂志，2016，31（17）：1558–1560.

［ 17 ］ 贾静，罗彩凤，孙媒等.Munro与Braden压疮评估表用于手术患者压疮评估预测效度比较［J］.护理学杂志，2017，（18）：57–61.

［ 18 ］ 孙静，韦金翠.加速康复外科理念在手术室护理中的应用现状［J］.腹腔镜外科杂志，2021，26（02）：153–154.

（ 方　芳，普　鹰 ）

加速康复外科理念的健康教育材料

基于证据的术前禁食禁饮健康教育手册

一、正确认识术前禁食禁饮

（一）术前禁食禁饮的目的

术前禁食禁饮的目的在于使胃充分排空，预防麻醉期间和手术过程中胃内容物的反流、呕吐和误吸。

（二）过长时间术前禁食禁饮的危害

术前禁食禁饮时间过程可导致患者头痛、恶心和呕吐、饥饿和口渴、意识模糊、低血糖，甚至电解质紊乱。

二、合适的禁食禁饮时间

（一）关于术前禁食禁饮时间的相关推荐

1. 加拿大麻醉医师协会2006年麻醉实践指南推荐

（1）禁食食用肉类、煎炸、高脂的食物后8小时。

（2）清淡饮食或饮用奶制品（除母乳外）后6小时。

（3）禁饮饮无渣液体后2小时。

（4）调整麻醉师应该考虑不同年龄患者的临床情况灵活合理地调整禁食禁饮的时间。

2. 美国麻醉医师协会2011年麻醉实践指南推荐

（1）术前6小时可摄入清淡饮食。

（2）进食肉类、煎炸、高脂食物则需要与手术相隔至少8个小时。

（3）术前2小时可饮无渣液体。

3. 欧洲麻醉医师协会2011版麻醉实践指南推荐

（1）应该鼓励包括剖宫产等在内的择期手术患者在手术2小时前饮用无渣液体。

（2）成人择期手术前6小时应禁食固态食物。

三、了解你的胃

（一）胃的工作原理

1. 食物由胃排入十二指肠的过程称为胃排空。

2. 主要取决于幽门两侧的压力差，胃运动产生的胃内压增高是胃排空的动力。

（二）胃排空的速度

1. 胃排空速度与食物性状和化学组成有关。

2. 糖类 > 蛋白质 > 脂肪。

3. 稀的、流体食物 > 稠的、固体食物。

4. 含碳水化合物多的食物在胃内停留的时间较短，蛋白质和脂肪多的食物停留较长。

5. 混合食物一般胃排空时间为4～5小时，两餐间隔以4～6小时为宜。

稀薄液体	糖类	蛋白质	固体/高脂
排空快			排空慢

四、正确认识各类膳食

1. 无渣流质饮食

无渣流质饮食是指不含任何渣滓，极易消化，呈流体状态的饮食。

如水、无果肉果汁、豆浆，或者过筛后的肉汤、排骨汤、菜汤及米汤等。

2. 半流质饮食

半流质饮食是一种介于软饭与流质之间的饮食。它比软饭更易咀嚼和便于消化。纤维质的含量极少，而含有足够的蛋白质和热量。

如藕粉、面条、炖蛋、部分种类的水果、南瓜粥、白粥等。

3. 高脂饮食

高脂饮食是指具有高脂肪的食物。

动物的肉类，如烤煮牛肉、牛肝、羊肉、鸡肉；油炸类食物，例如炸薯条、炸油条等；坚果类食物，如花生、核桃、瓜子等。

五、我该怎么做

1. 术前2小时如何进水?

可以选择水、无果肉果汁、茶等。

2. 护士会根据医嘱给予您术前口服葡萄糖溶液

第一台手术的患者,手术当天早上5:00 ~ 5:30口服10%葡萄糖溶液250 mL一袋,对于糖尿病患者口服5%葡萄糖溶液250 mL一袋。

第二台(或者第三台)手术的患者,手术当天早上5:00 ~ 5:30口服10%葡萄糖溶液250 mL一袋,对于糖尿病患者口服5%葡萄糖溶液250 mL。服用完第一袋葡萄糖溶液之后,从手术日晨8:00开始,请以每小时50 mL缓慢口服第二袋10%葡萄糖溶液(护士会提供相应的饮水杯),对于糖尿病患者口服5%葡萄糖溶液每小时50 mL。

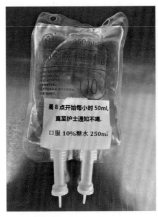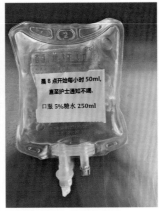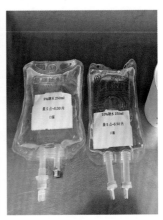

3. 术前一晚如何进食?

术前一天的晚餐,由医院营养科根据医嘱发放。晚餐后10点左右可根据患者情况适当加餐,建议以易消化的食物为主,如藕粉、南瓜粥、米汤等。

术前8小时禁食肉类、煎炸、高脂的食物,如肥肉、煎炸类食物、高热量快餐。

六、小记

传统的术前12小时禁食、4小时禁饮作为护理常规,一直是围术期术前准备的重要内容，国外一项研究显示，患者的禁食禁饮时间过长，平均达到了11.94小时，而长时间禁食禁饮引起的脱水、口渴、饥饿、烦躁、低血糖等不良反应的后果备受人们关注。

为了全面提高患者术前准备阶段的主观感受，减少术后并发症的发生，希望通过这本健康教育手册，让您对术前禁食禁饮有一个正确、积极的态度，与我们携手共同克服术前那段备受煎熬的等待时间。

基于证据的围术期静脉血栓栓塞症预防健康教育手册

一、认识静脉血栓栓塞症

1. 什么是静脉血栓栓塞症？

静脉血栓栓塞症包括深静脉血栓和肺栓塞，是指血液在静脉内不正常的凝结，使血管完全或不完全阻塞，属静脉回流障碍性疾病。

2. 什么是静脉血栓栓塞症的危险因素？

静脉血栓栓塞症的危险因素和自身状况以及任何易感因素（如年龄、肥胖等）有关。形成静脉血栓有3个主要因素：

- 高凝状态（如高龄、全身麻醉、脱水）
- 静脉内膜损伤因素（如局部创伤、手术）
- 静脉血流淤滞（如制动、既往静脉血栓史等）

一旦发生静脉血栓，会导致住院时间延长，住院费用增加，如果血栓脱落会造成肺、脑等重要脏器的栓塞而导致死亡。因此术前术后早预防，可以有效减少静脉血栓的发生。

二、静脉血栓栓塞症的预防

1. 如何预防静脉血栓栓塞症？

- 术后尽早地开始活动，卧床时记得多活动下肢并做好保暖。
- 补充水分，防止脱水。
- 根据自身情况（在医务工作者指导下）选择适合的机械性预防方法，如使用抗血栓弹力袜、间歇式的充气压力泵或足底静脉泵。
- 如有需要，配合医生进行相关药物治疗，以预防静脉血栓形成，如普通肝素、低分子肝素、磺达肝癸钠等。

三、下肢活动

长期卧床患者，特别是术后患者，为了避免下肢深静脉血栓的发生，建议患者要做这套操！注意：下肢手术患者建议在医生指导下进行下肢活动。

1. 术后患者无力进行下肢活动，由家属协助进行以下3个运动

（1）双足被动屈伸活动　治疗者一手握住患者的足后跟，另一手握住患者的足背部，帮助患者做被动踝关节跖屈，背伸运动，每分钟15～20次，双足交替进行，持续5分钟。

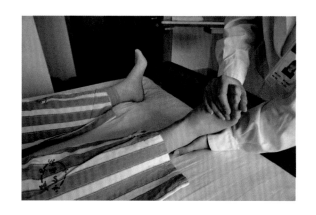

（2）双足被动旋转运动　治疗者一手握住患者的足后跟，另一手握住患者的足背部，做环转运动，逆时针顺时针交替进行，每分钟15～20次，双足交替进行，持续5分钟。

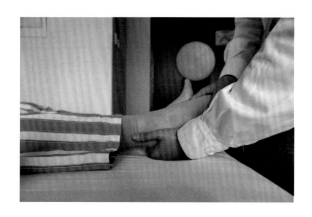

（3）被动挤压小腿肌群　治疗者一手托住患者足后跟，另一手从下向上挤压小腿两侧肌肉，每分钟15～20次，双侧交替进行，持续5分钟。

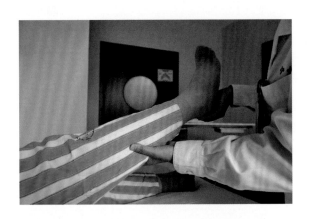

以上3节被动活动，每日由患者家属协助患者做2～3次。

2. 如果术后患者可以主动进行下肢活动，可以进行以下5个运动

（1）双足主动屈伸运动　患者主动进行踝关节跖屈，背伸运动，每分钟15～20次，持续3～5分钟。

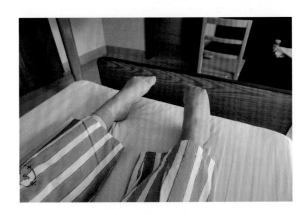

（2）双足主动旋转运动　患者主动进行踝关节旋转运动，逆时针顺时针交替进行，每分钟15～20次，持续3～5分钟。

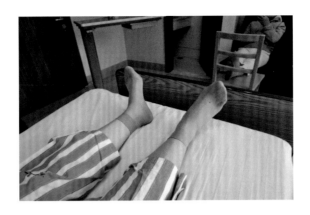

（3）足跟滑动　患者平卧于床，足后跟贴紧床面，做屈膝足跟滑动运动，双下肢交替进行，每分钟15～20次，持续3～5分钟。

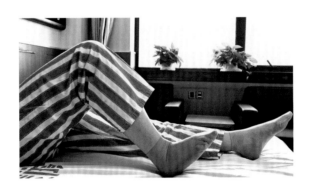

（4）下肢直腿抬高　患者平卧于床，两腿伸直，交替抬腿，动作缓慢，并保持下肢伸直。抬高腿时，可适当停留数秒，两腿交替进行，持续3～5分钟。

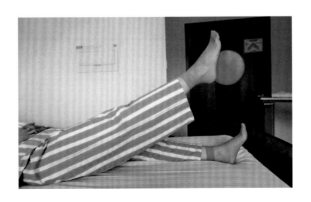

（5）股四头肌等长收缩　准备一块毛巾，卷起，患者取仰卧位，将毛巾卷垫在患者膝下，使患者的足跟贴近床面，膝关节用力向下压毛巾卷，嘱患者保持5～10秒，然后放松5秒左右，如此进行15～20次，再换另一边。

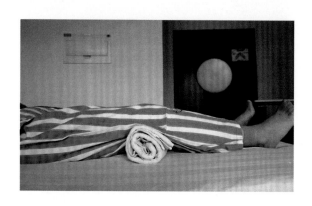

以上5个动作，每日进行2～3次

3. 坐位下肢训练

患者坐于床边，双下肢自然下垂，晃动1分钟。

然后进行踝关节屈伸运动，每分钟15～20次，持续3～5分钟。每日进行2～3次。

4. 注意事项

• 下肢静脉血栓已经形成的患者，不适宜此套运动。

• 以上动作在进行时，强度不宜过大，动作不宜太快，以患者耐受度为主，心肺功能不全者应适当减少运动量。

• 老年患者及心肺功能不全患者进行下肢运动时，需有家属陪同。

您可以通过扫描上方二维码获得下肢活动操视频

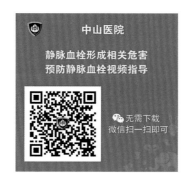

您也可以通过扫描上方的二维码获得分节视频资料

四、抗血栓弹力袜

1. 为什么抗血栓弹力袜可以预防血栓

抗血栓弹力袜通过压力梯度设计，可减小静脉面积，利用流体力学原理，增加下肢静脉血液流速与流量，减少静脉瓣后血液淤滞，降低血栓风险。同时，外加压力可促进受损静脉瓣膜闭合，防止血液倒流。

2. 如何确定是否要使用抗血栓弹力袜

当您入院后，护士会根据您的身体指标、既往史等进行血栓风险评估，确诊有血栓风险的高危患者，建议您从入院评估后开始使用抗血栓弹力袜直至出院。

3. 如何购买抗血栓弹力袜

护士会根据您的腿围测量结果选择合适的型号和尺码，根据型号和尺码购买合适弹力袜。

4. 如何穿戴抗血栓弹力袜

（1）将手伸入，掌心伸至足跟部

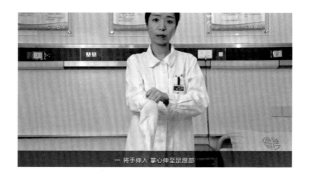

（2）握住足跟部位向外拉

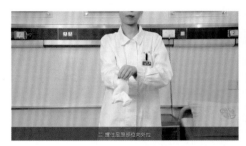 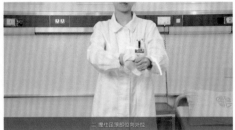

（3）将弹力袜内侧翻出，至足跟部位为止

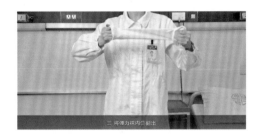

（4）将弹力袜足部部分穿好

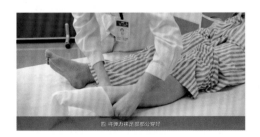

（5）将袜筒小心向上卷至腿部

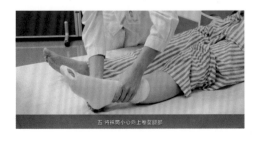

（6）检查穿戴情况　足跟位置合适且腿部无褶皱。

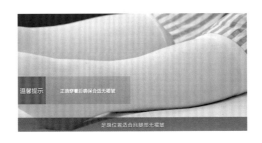

注意事项：

• 准确测量下肢，正确选择尺寸；若腿部肿胀程度有变化，应重新量体选择合适尺码。

• 穿着时请勿强行拉拽，防止造成额外压力与摩擦。

• 脱下抗血栓弹力袜时勿以下卷方式脱。

5. 抗血栓弹力袜维护方法

（1）每日洗澡或擦身时脱去抗血栓弹力袜观察皮肤情况，每次停止使用不超过30分钟。

（2）每日需观察局部皮肤2～3次，尤其是踝关节和骨突出处。

（3）每2～3天用40～60℃水清洗，室温晾干或中低温烘干。

（4）请勿在穿着处使用含羊毛脂成分的软膏。

（5）穿着弹力袜起床时穿防滑鞋或防滑拖鞋，以防跌倒。

（6）如出现水疱或皮肤变色，尤其在踝关节和骨突处，或局部皮肤疼痛或不适应时立即停止使用抗血栓弹力袜，如有需要及时就医。

（7）单双抗血栓弹力袜正常寿命为2～3个月（清洗30次左右）。

6. 抗血栓弹力袜禁忌证

（1）任何可能受到抗血栓弹力袜影响的腿部情况，如皮炎、坏疽、最近接受过皮肤移植。

（2）严重的动脉硬化或血管缺血性疾病。

（3）充血性心力衰竭。

（4）下肢严重畸形。

（5）深静脉血栓已经形成。

（6）臀沟处大腿围超过63.5厘米（25英寸）的患者不适合用腿长型袜；连腰型适用于腰围小于81厘米（32英寸）的患者。

7. 抗血栓弹力袜型号

（1）膝长型　长度最高处到达膝盖以下。

（2）腿长型　长度最高处到达大腿根部。

（3）连腰型　长度最高处连至腰部。

五、药物预防

1. 观察要点

在住院期间，为预防静脉血栓栓塞症，护士会根据医嘱给您皮下注射抗凝药物，如出现以下情况，请您尽早告知医护人员。

- 皮肤黏膜出现瘀点、瘀斑或血肿
- 刷牙时牙龈出血严重
- 鼻出血
- 女性月经量明显增多
- 大小便颜色偏红
- 抽血拔针按压后不易止血

基于证据的住院患者膳食营养健康教育手册

一、为什么合理营养很重要？

营养是人人关注的问题，在民以食为天的中国，"吃什么""怎么吃"对于中国人来说很重要。对于患者而言，本人和家属都希望通过合理饮食而对身体有所裨益。为什么手术前后的营养很重要？研究报道显示，外科住院患者中30%～50%存在营养不良，特别是65岁以上的老年人群，胃肠道疾病人群，各种恶性肿瘤患者。营养不良对围术期患者影响很多，如伤口愈合缓慢、感染性并发症发生增加、影响肠道屏障功能等。因此，让我们一起关注自身营养状况，合理饮食，促进身体早日康复。

二、什么是营养不良

1. 什么是营养不良？

营养不良是指热量、蛋白质和（或）其他营养素缺乏或过剩（或失衡）的营养状况，可对人体的形态（体型、体格大小和人体组成）、机体功能和临床结局产生可以观察到的不良反应，包括营养不足与营养过剩。营养不足是指摄入不足的营养不良，也是传统意义中的营养不良。

2. 营养不良有危害吗？

有！营养不良影响身体各个脏器功能，对肠道影响最大，可导致肠道消化吸收功能及抵抗疾病的能力下降，增加感染的机会，甚至引起腹泻。对于住院患者，可导致伤口愈合延迟、感染并发症增加、延长住院时间、增加住院费用。

3. 如何判断存在营养不良？

自我评估很重要！监测体重与进食量。住院期间及出院回家后均需定期监测（见体温监测表），及时发现营养不良。通过体重发现营养不良的方法有二：① 体重指数（BMI）< 18.5 kg/m²；② 近1个月内非意向性体重下降 ≥ 5%，或近3个月内非意向性体重下降 ≥ 15%。若您出现以上情况，请及时告知医生或就医。

- BMI=体重（kg）/身高（m）×身高（m）
- 体重下降百分比=（近期最高体重−现体重）/近期最高体重×100%
- 您的BMI=_____，近期体重下降百分比=_____
- BMI参考范围：低体重：< 18.5；正常：18.5 ～ 23.9；
  超重：24 ～ 27.9；肥胖：≥ 28

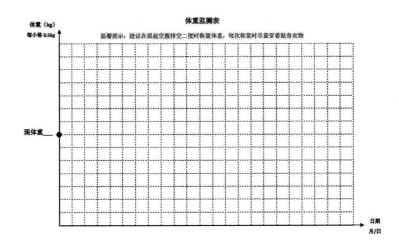

三、住院了，会营养不良吗？

1. 住院了一定营养不良吗？

不一定！但住院患者中营养不良的发生率普遍较高，外科住院患者中30% ～ 50%存在营养不良。以下人群容易出现营养不良：65岁以上的老年人群、胃肠道疾病人群、各种恶性肿瘤患者。约2/3手术患者在住院期间有体重下降。

2. 住院患者存在营养不良怎么办？

进行合理营养支持。通过肠内营养（口服营养补充、各种方式管饲营养）以及肠外营养。住院期间的营养补充请务必遵医嘱进行。

3. 什么是肠内营养？有哪些途径？

肠内营养是经胃肠道提供代谢需要的营养物质及其他各种营养素的营养

支持方式。有口服和经导管输入2种，其中经导管输入包括鼻胃管、鼻十二指肠管、鼻空肠管和胃空肠造瘘管。

4. 什么是肠外营养？有哪些途径？

肠外营养是从静脉内供给营养作为手术前后及危重患者的营养支持，全部营养从肠外供给称全胃肠外营养。肠外营养的途径有周围静脉营养和中心静脉营养。

5. 哪种方式是营养补充的首选？

只要胃肠道功能正常或具有部分肠道功能，肠内营养是首选。早期肠内营养不仅能够提供营养本身，更能够维持肠道功能。

四、住院了，每天吃什么?

1. 住院了，每天吃什么？

住院后，医生会开具饮食医嘱，医院营养科会根据饮食医嘱发放饭食。住院患者基本膳食主要有普食、软食、半流质及流质4种。

2. 普食可以吃什么？

普食即普通饭，是医院膳食中最常见的一种类型。适用范围：体温正常或接近正常、无咀嚼困难、消化功能无障碍以及疾病恢复期的患者，即在饮食上无特殊要求及不需对任何营养素进行限制的患者。

食物禁忌：① 不宜食用刺激性食物或调味品，如大蒜、洋葱、辣椒、胡椒等；② 不宜食用难消化食物、坚硬食物以及易产气食物，如油炸食物、干豆类等。全天膳食热量分配比例一般为：

餐　次	比　例	举　例
早餐	25%～30%	例：各式包子或点心若干，牛奶或豆浆1杯，新鲜小黄瓜或小番茄1份
午餐	40%	例：米饭、番茄炖牛肉、香菇末烧豆腐、炒嫩叶菜。早午餐间可加餐适量水果
晚餐	30%～35%	例：白馒头、清蒸鱼、五彩虾仁、炒嫩叶菜。晚午餐间可加餐酸奶1份

3. 软食可以吃什么？

软食即质软的食物。适用范围：轻度发热、消化不良、咀嚼功能欠佳的患者、恢复期患者、老年人及幼儿，也可作为术后患者的过渡饮食。要求食物加工和烹制要细、软、烂，烹调方法宜选用蒸、拌和炖等。宜选食物：

（1）主食类　米饭、面条比普食制作的软而烂。面食宜以发酵类面食为主，包子、饺子、馄饨等亦可食用，但馅料宜选用纤维少的蔬菜。

（2）副食类　① 肉类：应选择细、嫩的瘦肉，可多选用鸡肉、剔刺鱼肉、虾肉等，可制作成肉丸、肉饼、肉末。② 蛋类：宜选用蒸蛋羹、摊蛋、窝蛋、蛋花、煮蛋等制作形式。③ 蔬菜类：宜选用嫩菜叶或少纤维蔬菜，如冬瓜、花菜、茄子和胡萝卜等。④ 水果类：可制成水果羹，或选用质软水果去皮切碎生食，如香蕉、桃、杏、橘子等。⑤ 豆制品：宜选用豆腐、豆花等。

4. 半流质可以吃什么？

该膳食比较稀软，成半流体，是介于软饭与流质饮食之间的一种饮食。食物应呈半流质状态，各种食物均应细、软、碎，易咀嚼吞咽，以利于机体消化吸收。应限量多餐次，通常每日供应5～6餐，每餐间隔2～3小时。

适用范围：适用于高热、身体虚弱、患消化道疾病和口腔疾病的患者，耳、鼻、咽、喉术后患者且咀嚼吞咽困难的患者，手术后的患者及刚分娩的产妇等。宜选食物有以下几类。

（1）主食类　大米粥、小米粥、汤面条、面片汤、馄饨、藕粉等，细软的蛋糕、面包、芝麻糊等。

（2）肉类　选择细、嫩的猪肉、鸡肉、剔刺鱼肉、虾肉等，以肉泥、肉丸、肉末等形式制作。

（3）蛋类　宜选用蒸蛋羹、窝蛋、蛋花等嫩细的制作形式。

（4）果蔬类　可制成蔬菜泥、蔬果汁、水果羹等形式，也可选用嫩菜叶切末加于汤面或粥中。

（5）豆制品　宜选用豆腐、豆花、豆腐脑等。

忌（少）用食物：禁用生、冷、硬、含膳食纤维多的、不易消化的食品及刺激性调味品。不宜用蒸米饭、烙饼等硬而不消化的食物，不宜用大量肉类、大块蔬菜、豆类及坚果类，忌用油炸食品及浓烈、刺激性调味品，如辣椒粉、胡椒粉、花椒等。

5. 流质可以吃什么？

流质是一种将全部食物制成流体或在口腔内能融化成液体的饮食，为短时间过渡期膳食，每日 6 ～ 7 餐，每餐液体量以 200 ～ 250 mL 为宜。适用范围：高热、口咽部手术引起的咀嚼吞咽困难、急性消化道炎症、食管狭窄、急性传染病、大手术前后的患者及危重、极度衰弱的患者。宜选食物：奶类、蛋类、豆浆、肉汤、肝汤、菜汁、果汁等。亦可遵医嘱服用专业营养补充制剂。

（1）普通流质可进食米汤、藕粉、豆浆、奶类（注意有无胀气）、蛋类、豆腐脑、各种汤类、菜汁、果汁等。

（2）专业营养补充剂　肠内营养素，可以冲调的粉剂等。

（3）食管及胃肠道大手术前后宜选不含任何渣滓及不产气的清流质膳食，如排骨汤、过滤后菜汤、过滤后的肉汤、稀米汤、稀薄的藕粉等，禁用牛奶、豆浆及过甜的食物。

（4）腹部手术后宜进食不胀气和忌甜的流质，忌用蔗糖、牛奶、豆浆等宜产气的食物。

禁用饮食：禁用一切非流质的固体食物、多膳食纤维的食物、刺激性食物、强烈的调味品。

建议：小口试吃、忌过甜过咸，注意有无胀气，注意温度。

五、除了饮食，还可以补充点什么吗

1. 什么是口服营养补充？

口服营养补充（ONS）是最基本的营养支持，是肠内营养支持的一种方式，它是指除了正常饮食外，为了达到特定的医学营养治疗目的，经口同时给予宏量营养素和微量营养素补充的方法。特殊医学用途配方食品（FSMP）是为了满足进食受限、消化吸收障碍、代谢紊乱或特定疾病状态人群对营养素和膳食的特殊需求，专门加工配置而成的配方食品，作为一种口服营养补充途径，起到营养支持的作用。

2. 围术期患者食用口服营养补充品的优点？

充足的蛋白质和热量供应；营养素配比均衡；易消化、易吸收；容易耐受。

3. 常用见肠内营养制剂有哪些?

安素（粉剂）：临床最常用，可全部代替饮食。

佳膳（粉剂）：全营养支持，50% 为乳清蛋白，可全部替代饮食。

益力佳（粉剂）：适用于糖尿病患者，可全部代替饮食。

维沃（粉剂）：适用重症代谢障碍及胃肠道功能障碍患者，如短肠综合征、胰腺炎。

六、出院了，在家怎么吃?

1. 手术后饮食如何过渡?

流质 ——→ 半流 ——→ 软食 ——→ 普食
3～5天　　8～10周　　3～6个月

这是一个慢慢尝试的过程，除了食物外，还要注意烧法和吃法。参考食谱如下：

流　　质		流质（糊状）	
7：00	米汤	7：00	婴儿米粉+肠内营养素
9：00	牛奶或果汁（如果胀气可换藕粉或南瓜粉）	9：00	牛奶（如果胀气可换藕粉或南瓜粉）
11：00	清淡鱼汤	11：00	鱼肉泥+婴儿米粉
15：00	肠内营养素	15：00	婴儿米粉+肠内营养素
18：00	米汤或清淡肉汤	18：00	虾肉泥（或蒸嫩蛋羹）+婴儿米粉
20：00	肠内营养素	20：00	婴儿米粉+肠内营养素
半流质		软　　食	
7：00	白粥、白煮蛋（水扑蛋）、肉松	7：00	各式包子、鸡蛋
9：00	牛奶或肠内营养素 200 mL	9：00	肠内营养素
11：00	烂糊面、蒸小嫩鱼丸、炒去皮黄瓜丝、肉末嫩豆腐	11：00	软米饭、清蒸小肉饼、盐水虾、炒番茄去皮葫芦瓜、碎嫩叶菜
15：00	赤豆粥	15：00	水果一份
18：00	馄饨、虾仁烩冬瓜、番茄鸡丝	18：00	菜肉水饺、软烧鱼段、碎蘑菇烩豆腐、碎嫩叶菜
20：00	肠内营养素 200 mL	20：00	婴儿米粉

（续　表）

普　食
7：00　各式包子、牛奶1杯、新鲜小黄瓜1份
9：00　水果1份
11：00　米饭、番茄炖牛肉、香菇末烧豆腐、炒嫩叶菜
15：00　肠内营养素
18：00　白馒头、清蒸鱼、五彩虾仁、炒嫩叶菜
20：00　酸奶1份

七、常见误区

1. 白米粥最养人吗？

不对！米粥算是最常见的"病号饭"，许多患者餐餐喝粥，认为这样可以补充营养，加快恢复。真相：米粥本身营养价值并不高，大部分为碳水化合物，只含有少量蛋白质和B族维生素，而且在高温煮的过程中仅有的少量B族维生素还容易被破坏。

2. 只喝汤不吃肉？

不对！很多人认为炖排骨汤、鸡汤，所有的营养都在汤内，所以就只喝汤，不吃肉。真相：不管是哪种汤，就算是熬煮很长时间，汤很浓郁，汤的蛋白质也只有6%～15%，85%以上的蛋白质营养仍在肉的本身。所以仅喝汤不吃肉会有很大的损失。

3. 出院后只能吃半流质？

不对！很多患者出院后一直将饮食停留在半流质阶段，并且很多忌口，导致蛋白质和热量均无法满足，造成营养不良，严重者可导致消瘦，机体免疫力下降，无法耐受化疗。真相：根据自己机体情况，将饮食逐步由半流质过渡到普食，少食多餐。亦可至医院营养科咨询营养门诊，全面评估了解自身营养状况及合理饮食。

4. 蛋白质粉、燕窝、冬虫夏草等保健品是患者床头常见的营养品，它们能治疗疾病？

不能！保健（功能）食品是食品的一个种类，具有一般食品的共性，在一定程度上能够调节人体功能，适用于特定人群使用，但不以治疗疾病为目的。

保健品通常在某一方面有一定的保健功能，但不能为术后患者提供全面均衡的营养。不可盲目用保健品进补，若食用不当可能会对身体有所损害。因此，建议在购买和服用保健品时要充分了解产品的性能、作用，必要时请咨询医生。

八、营养风险筛查

1. 怎样简单快速了解自己是否存在营养风险？

入院后您会接受营养风险筛查。通过对人体测量、近期体重变化、膳食摄入情况、疾病严重程度、年龄进行评分，总评分为0～7分。若得分大于3分，表明存在营养风险，需要进行营养支持。营养风险筛查如下，可根据自身情况填写测评。

（一）疾病评分：如患有以下疾病请打"√"，并参照标准评分（无下列疾病向类似情况靠拢）

评分1分 营养需要轻度增加	髋关节骨折、慢性疾病急性发作或有并发症、COPD、血液透析、肝硬化、恶性肿瘤（除血液恶性肿瘤）、糖尿病
评分2分 营养需要中度增加	腹部大手术、脑卒中、重度肺炎、血液恶性肿瘤
评分3分 营养需要重度增加	颅脑损伤、骨髓移植、重症机械通气患者、APACHE > 10分的重症患者

（二）营养评分：以下3个评分取1个最高值作为营养受损评分

1. BMI＿＿＿kg/m^2（BMI=＿＿＿）
- 0分：BMI ≥ 18.5
- 3分：BMI < 18.5
- 0分：神志不清、无法站立、严重胸腹水、水肿得不到准确BMI值者，白蛋白≥ 30 g/L
- 3分：神志不清、无法站立、严重胸腹水、水肿得不到准确BMI值者，白蛋白< 30 g/L

2. 近期（1～3个月）体重下降情况（体重下降百分比＝$\dfrac{\text{近期最高体重}－\text{现体重}}{\text{近期最高体重}}×100\%$）
- 0分：无明显下降
- 1分：3个月内体重下降≥5%
- 2分：2个月内体重下降≥5%
- 3分：1个月内体重下降≥5%或3个月内体重下降≥15%

（续 表）

3. 1周内饮食摄入情况
○ 0分：近1周进食量无变化
○ 1分：近1周进食量减少25%～50%
○ 2分：近1周进食量减少51%～75%
○ 3分：近1周进食量减少76%以上

（三）年龄评分 ____
○ 0分：年龄＜70岁　　　　　○ 1分：年龄≥70岁

合计总分：疾病得分 ____ ＋营养得分 ____ ＋年龄得分 ____ ＝ ____
总分值≥3分：存在营养风险，结合临床制定营养计划
总分值＜3分：每周复查营养风险筛查

基于证据的住院患者术后肺部并发症预防健康教育手册

一、认识什么是术后肺部并发症

术后肺部并发症（PPCs）是指术后发生的有临床表现的肺部异常，对疾病的进程有负面影响。

1. 常见的呼吸系统并发症包括

- 呼吸衰竭（轻度/重度）
- 急性肺损伤（ALI）/急性呼吸窘迫综合征（ARDS）
- 可疑肺部感染
- 肺部浸润
- 胸膜腔积液
- 肺不张
- 气胸
- 支气管痉挛

二、术后肺部并发症有哪些危险因素

术后肺部并发症危险因素

证据等级	患者因素	治疗因素	实验室因素
A（良好证据）	心力衰竭 ASA分级≥二级 高龄 COPD 存在功能依赖	主动脉瘤手术 胸部手术 腹部手术 神经外科手术 手术时间 > 3 h 头颈部手术 急诊手术 心血管手术 全麻	低蛋白血症

（续　表）

证据等级	患者因素	治疗因素	实验室因素
B（一般证据）	体重下降 感觉受损	输血	胸片 血清尿素

三、肺部并发症的危害

1. 普外科患者肺部并发症的发生率为5%～10%，在某些高危患者/手术中可高达20%。

2. 腹部手术患者并发术后肺炎，其死亡率是没有并发肺炎者的10倍。

3. 肺部并发症与术后30天再次入院率高度相关，是导致住院老年患者长期生存率缩短的重要原因。

四、哪些人群是高危人群

具备以下因素的人群是高危人群：术前外周血氧饱和度下降、术前于院内呼吸系统感染、手术切口与膈肌近距离、手术时间长、急诊手术。

术前可采用相关量表进行PPCs术前危险度分析。

项　　　　目		评　分
年龄	≤50 51～80 ＞80	0 3 16
术前SpO_2（%）	≥96 91～95 ≤90	0 8 24
术前1个月内有呼吸道感染		17
术前贫血（Hg≤10 g/dL）		11
手术部位	外周 上腹部 开胸	0 15 24

（续　表）

项　　目		评　分
手术时间（h）	≤2 ＞2～3 ＞3	0 16 23
急诊手术		8

评分标准：

＜26分：低危险度

26～44：中度危险

≥45分：高危险度

五、如何预防术后肺部并发症的发生

1. 术前管理

（1）戒烟　至少4～6周。

（2）支气管扩张剂　适用于慢性肺病患者。

（3）营养支持　术前术后补充。

2. 术后管理

（1）镇痛　硬膜外镇痛及PCIA均优于按需注射阿片类药物。

（2）肺复张措施　激励性肺活量测定、物理治疗、深呼吸锻炼、体位引流。

（3）氧疗　监测血氧饱和度。

六、具体预防措施指导

1. 术前深呼吸锻炼方法

（1）采取坐姿或将床头抬高45～60°，给予颈部、背部适当支持，胸部及肩膀放松，腿部自然弯曲。

（2）由鼻深而慢的吸气，使胸部完全扩张，腹部膨出，直至不能再吸气。

（3）屏气，心里默数2～5秒，以利于气体交换。

（4）嘴巴作缩唇状，缓慢地吸气，使肚子凹下去，直至不能再呼气。

（5）频率　每小时3组，每组10次，组间休息30～60秒。

2. 呼吸功能训练器

（1）机制同深呼吸锻炼，通过简单的设备给患者提供直观的视觉反馈。

（2）吸气训练方法　每次10～15分钟，每日3～5次，标识球达到顶部的每秒相应吸气的容量，使用者若能将三球都达到顶部，则表示肺活量接近正常。

（3）吹气训练方法　缓慢深吸气至极限，然后逐渐加速吹气，呼吸交叉训练，呼气时间为1∶4，自觉呼气有阻力为宜。

（4）频率：每次连续使用15分钟左右，每日3～5次。

3. 有效咳嗽

（1）有效咳嗽方法

1）采取坐位或者半坐卧位、屈膝，上身前倾。若有手术伤口者，双手或枕头按于切口两侧，减轻疼痛。

2）由鼻子缓慢吸气，呼气2次，再屏气3秒。

（2）咳嗽2次机制

1）促进呼吸道分泌物的移动和排出，咳嗽训练前可先喝一口温水刺激咳嗽及松动痰液，协助咳嗽。

2）协助者将双手放在患者前胸下肋缘两侧肚脐之上，当患者咳嗽时，协助者双手缓慢施力将腹部往下、往胸廓方向推，使咳嗽有力。

3）避免在餐后1小时进行。

4. 胸背部拍击

（1）患者取坐位或侧卧位，拍击者手部呈空心杯状，用腕关节的力量，有力度有节律地拍击胸壁，利用拍背造成的震动，使黏在支气管上的痰松动，利于咳出。

（2）从下至上，从外至内，每个部位叩击1～3分钟，每分钟120次左右，拍击同时嘱患者深慢呼吸，每日2～4次。

（3）震颤排痰是双手交叉或重叠于肺底部，患者缓慢呼吸，随着呼气做自下而上的快速震动，使胸壁间断压缩，以利于痰液排出，每个部位重复6～7个呼吸周期（避免在饭前1小时饭后2～3小时进行，避免拍击脊柱、肝脏、肾区、脾脏及有疼痛的地方）。

5. 胸部叩击

胸部叩击请遵医嘱，请勿自行叩击！

（1）体位1　倚枕后倾。

体位：坐位，倚枕后倾，于锁骨下区域叩击。

（2）体位2　抱枕前倾。

体位：坐位，抱枕前倾，于肩胛区域锁骨平面以下叩击。

（3）体位3　仰卧垫高臀部。

体位：仰卧位，垫高臀部，使之高于头部，再于乳头下区域叩击。

（4）体位4　俯卧垫高臀部。

体位：俯卧位，垫高臀部，使之高于头部，于脊柱两侧下部肋骨边缘叩击。

（5）体位5　右侧卧位。

体位：右侧卧位，垫高臀部，使之高于头部，于左侧腋下区域叩击。

（6）体位6　左侧卧位。

体位：左侧卧位，垫高臀部使之高于头部，于右侧腋下区域叩击。

基于证据的围术期系统口腔卫生管理健康教育手册

一、认识口腔

1. 口腔的基本结构

口腔包括口腔前庭和固有口腔，口腔前庭又包括唇、颊，固有口腔包括腭、牙、舌、口底。

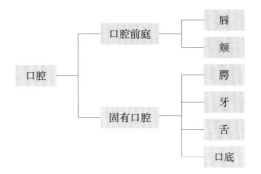

2. 口腔的功能

口腔的功能包括咀嚼功能、吞咽功能、言语功能、感觉功能、表情功能。

3. 口腔中的细菌

口腔中有弱碱性唾液、食物残渣等，为正常菌群的繁衍提供了合适条件。最常见的菌群是甲型链球菌和厌氧链球菌，其次是表皮葡萄球菌、奈瑟菌（Neisseria）、乳杆菌（Lactobacillus）、螺旋体（Spirochaeta）、假丝酵母菌（Candida）等。

4. 为什么要进行口腔卫生管理？

刷牙是人们自我清除菌斑，预防牙周病发生、发展和复发的最主要手段。能清新口气、祛除牙软垢，也是最基本的日常口腔护理。

清除口腔中的细菌和牙菌斑可降低术后肺部感染发生率。近年来，术后肺部并发症成为食管术后并发症的第一位。有研究报道，其发生率为10%～20%。老年人食管术后肺部并发症发生率高达20%～30%，而由此引发的呼吸衰竭发生率亦高达2.08%～8.5%。

研究结果表明，每日正确刷牙3次以上和每日应用0.12%葡萄糖氯己定液进行漱口2次以上可预防肺部感染的发生率。

研究显示，通过系统的清洁牙齿和应用0.12%葡萄糖氯己定液口腔冲洗，可减少院内感染发生率，包括下呼吸道感染和深部切开感染。

二、口腔卫生管理方法

1. 什么是系统性围术期口腔卫生管理？

系统性围术期口腔卫生（SPOH）是指通过建立SPOH流程（包括强化刷牙管理和每日应用0.12%葡萄糖氯己定进行口腔护理），以达到保持口腔健康，减少术后感染发生率，促进患者早日康复的目的。

口腔健康表现：牙齿清洁、无龋洞、无痛感、牙龈颜色正常、无出血现象。

2. 口腔卫生的管理方法？

有效的刷牙和正确漱口是有效的口腔卫生管理方法。这里给大家推荐一种科学实用的能清除菌斑的刷牙方法——巴氏刷牙法。

3. 什么是巴氏刷牙法？

巴氏刷牙法又称龈沟清扫法或水平颤动法，是美国牙科协会推荐的一种有效去除龈缘附近及龈沟内菌斑的方法。巴氏刷牙法是目前提倡的比较规范的刷牙方式，受到许多国家和人民的认可与关注，巴氏刷牙法的核心思想就是尽量不留盲区，可以尽量使牙的各个面都能够清洁干净，确保口腔清洁到位，在一定程度上预防牙齿不干净带来的一些疾病。

4. 巴氏刷牙法的正确操作方法

第一步：刷上、下牙的内面和外面

刷牙时，将牙刷倾斜约45°轻微按压在牙齿和牙龈的连接处，刷下牙朝下，刷上牙朝上。沿水平方向轻轻短距离颤动牙刷，注意颤动时要保持牙刷毛角度和位置基本不变。颤动之后再转到牙刷柄，沿垂直方向用牙刷毛轻轻刷牙侧面，刷下牙向上转，刷上牙向下转。

第二步：刷上、下前牙

刷下前牙舌面时，可以将刷柄竖起，用刷头后部的刷毛接触牙龈，自下而上拂刷。刷上前牙内测牙面时，可张大口，将刷头竖放在上前牙的里面，使刷头前部刷毛接触龈缘，自上而下拂刷。

第三步：刷上、下牙的咬合面

刷牙齿的咬合面时，将牙刷毛指向咬合面稍用力做前后来回刷即可。

第四步：刷上、下颌最后一颗牙

刷下颌最后一颗牙时，要张大口，将牙刷放在最后一颗牙的内侧面，沿着牙龈缘转过这颗牙的远端牙面，达到外侧面。刷上颌牙最后一颗牙时，也要张大口，将刷头放在这颗牙的内侧面，然后半张口，使刷头从这颗牙的内侧面沿远端牙面转到外侧面。

刷牙注意事项

刷牙时力度大小适中，以向牙龈及牙齿施加一定的力量不产生疼痛为宜。刷牙时，可以按照一定的顺序进行刷洗，如先上后下，先左后右，先外后内，使牙齿的内面，外面及咬合面都能刷到，避免遗漏。每次刷牙持续 2 ～ 3 分钟。

5. 正确漱口的方法

应用 10 ～ 20 mL 的 0.12% 葡萄糖氯己定溶液进行漱口。

冲洗时应注意，冲洗液接触面颊、咽部、牙龈和牙齿至少 1 分钟，一天 3 次，每餐后宜漱口。

暂时不要进行清水漱口，待 30 分钟后再用清水漱口、刷牙。这样既可以达到口腔杀菌去污的作用，清水漱口后，还可以避免漱口水带来的染色问题。

6. 温馨小提示

漱口时应有一定的力度，以将脏东西冲走，住院期间可以使用医院提供的漱口液，出院后可以自行选择品牌，只要有效成分为 0.12% 的葡萄糖氯己定液即可。

牙刷选择：牙刷头前端应为圆钝形；每组牙刷毛要等高，多束刷毛更好；牙刷不要选硬毛的；刷柄与刷头有一定角度；如果有特殊需求可以选择特殊牙刷，如牙间牙刷和牙龈按摩牙刷等。

牙膏选择：推荐使用含氟牙膏

个人卫生：宜做到一人一刷一口杯，牙刷至少3个月更换1次。每日至少刷牙2次，睡前睡醒要刷牙。

刷牙方式：刷牙时力度大小适中，以向牙龈及牙齿施加一定的力量不产生疼痛为宜。

刷牙顺序：刷牙时，可以按照一定的顺序进行刷洗，如先上后下，先左后右，先外后内，使牙齿的内面，外面及咬合面都能刷到，避免遗漏。

刷牙结果：刷牙时，可以用舌尖沿着牙龈边缘顺着牙弓的方向舔过每个牙面，若牙面光滑则说明刷干净了，若感觉粗糙、不够光滑则说明这个部位没有刷干净，要继续刷。对于难刷的部位要用较多的时间来刷，每次刷牙持续2～3分钟。

<table>
<tr><td>第六节</td><td>**基于证据的围术期急性疼痛预防健康教育手册**</td></tr>
</table>

一、认识疼痛

1. 疼痛的定义

疼痛是组织损伤或潜在损伤所引起的不愉快感觉和情感体验。

疼痛是临床上最常见的症状之一，早在2002年，国际疼痛大会就已经提出"疼痛是继血压、体温、呼吸和脉搏后第五大生命体征"。对于外科术后患者来说，最主要的疼痛是术后疼痛。术后疼痛属于急性疼痛，是延缓手术后恢复和导致出院延迟的一个重要原因，而且会增加切口感染以及呼吸和循环系统并发症的机会。如果未妥善处理，术后疼痛会影响患者生活质量，干扰日常活动，甚至增加病残率、病死率，加重地方卫生保健财政的负担。在美国，每年有2 300万台手术，其中有50%的患者存在镇痛药物使用不足导致术后疼痛未得到充分缓解。在中国，有大约75%的术后患者存在上述情况。

2. 疼痛的分类有哪些？

根据疼痛持续时间长短分：可分为急性疼痛、慢性疼痛。

急性疼痛是指持续时间短于1个月，常与手术创伤、组织损伤或某些疾病状态有关。慢性疼痛是指持续3个月以上，可在原发疾病或组织损伤愈合后持续存在。急性疼痛在初始状态未充分控制时可转为慢性疼痛。

临床最常见和最需要紧急处理的是急性疼痛，手术后即刻发生的急性疼痛可持续7天。

二、术后疼痛对机体可造成哪些负面影响

1. 短期不利影响

（1）增加氧耗量　交感神经系统的兴奋增加全身氧耗可能导致重要脏器

有缺血的风险。

（2）对心血管功能的影响　心率增快、血管收缩、心脏负荷增加、心肌耗氧量增加，加重冠心病患者心肌缺血及心肌梗死的危险性。

（3）对呼吸功能的影响　引起术后肺功能降低，特别是上腹部和胸部手术后；疼痛导致呼吸浅快、无法有力地咳嗽，无法清除呼吸道分泌物，易导致术后肺部并发症。

（4）对胃肠运动功能的影响　胃肠蠕动的减少和胃肠功能恢复的延迟。

（5）对泌尿系统功能的影响　尿道及膀胱肌运动力减弱，引起尿潴留。

（6）对骨骼肌肉系统的影响　肌肉张力增加，肌肉痉挛，限制机体活动并促发深静脉血栓、甚至肺栓塞的发生。

（7）对神经内分泌系统的影响　神经内分泌应激反应增强，引发术后高凝状态以及中枢免疫性反应；交感神经兴奋导致儿茶酚胺和分解代谢性激素的分泌增加，合成代谢性激素分泌降低。

（8）对心理情绪方面的影响　可导致焦虑、恐惧、无助、忧郁、不满、过度敏感、挫折、沮丧；易造成家属恐慌、手足无措的感觉。

（9）睡眠障碍　产生情绪和行为上的不良影响。

2. 长期不利影响

术后疼痛控制不佳是发展为慢性疼痛的危险因素。术后长期疼痛（持续1年以上）是心理、精神改变的风险因素。

三、有效镇痛及自控式镇痛泵的使用指南

1. 镇痛治疗对您来说是必要的吗？有效的镇痛对您有哪些帮助呢？

有效的术后镇痛治疗能够提高患者术后康复过程的舒适度，有助于患者得到充分的睡眠和休息。随着疼痛的缓解，患者可以在术后早期就进行锻炼/翻身/下床活动或按医生要求完成功能锻炼，从而降低肺炎/血栓形成等并发症的发生率，甚至缩短住院时间。

术后急性疼痛的治疗，最主要的方式是患者自控镇痛（patient controlled analgesia, PCA）镇痛泵，这是20世纪70年代提出来的一种新型止痛模式，使患者可以自行决定给药的时机和剂量，使血药浓度能更有效地维持，从而提供较满意的镇痛效果。

2. 什么是自控式镇痛泵？

自控式镇痛泵（PCA）是一个可以术后控制镇痛药物给药速度的小设备，由麻醉医生事先根据患者个体情况配制镇痛药物，设定使用参数，术后通过静脉或硬膜外导管将药物缓慢、持续输注给患者，在患者体内保持一定稳定的药物浓度，从而达到镇痛效果。当患者感到疼痛并持续影响其休息时，患者可以通过自主追加单次剂量的镇痛药物来控制疼痛或抑制爆发式的疼痛，以达到最大的镇痛效果。PCA 泵在主观上赋予了患者可以控制疼痛的管理权限。为了安全起见，麻醉医生同时为 PCA 泵设定了锁定时间，即两次有效给药的时间间隔，防止在前次所用药物达到最大效应之前重复用药而造成过量中毒，确保患者使用时的安全性。

四、镇痛正确合理的使用，可以帮助您有效地达到镇痛效果，使用过程中您需要知晓以下几点

1. 为了更好收集您的既往史

术前请配合护士完成麻醉科的几个简短的小问题，例如，既往用药史，是否有慢性疼痛病史（如痛风等）。

2. 镇痛泵应由谁来按压给药按钮

患者是唯一允许按压镇痛泵给药按钮的人。因为只有患者本人才了解他是否需要，何时需要加用药物。家属、朋友、护工的好心操作很有可能导致患者出现过度镇静和呼吸抑制。当然，如果患者需要加药，因为某种原因，不能自行操作时，如上肢的手术等，可以让其他人帮助完成。

3. 什么时候您需要按压按钮呢？连续的按压是否会不安全呢？

当您觉得疼痛时，您就可以按压镇痛泵给药按钮。但是需强调的是不要因为惧怕疼痛，在疼痛控制较理想的情况下也按压给药按钮，这对您来说是不必要的。

安全方面，PCA 镇痛泵设定了安全使用的间隔时间，即两次使用按压的间隔时间为 10 ~ 15 分钟，间隔时间内多次按压是无效的按压，这样可以有效保障用药的安全。

4. 怎么知道您的给药按压是有效的呢？

只需将镇痛泵手柄上的绿色按键按压到底，便可听见泵运转时发出的

"吱""吱"声音，显示屏右上角会显示2个旋转的▼，表示加药状态，此为"有效按压状态"。

5. 按压给药按钮后，是否马上就会起到止痛的效果呢？怎样选择合适的时机使用药物才对您有帮助呢？

不会。因为止痛药物起效，大致需要5分钟或更长的时间。因此，当您准备做一些可能会使您的疼痛加剧的活动时，例如，翻身、咳嗽、下床活动、肢体功能锻炼等，在活动前5～10分钟就可以按压给药按钮了。

6. 镇痛的方式有哪些呢？

目前临床上最常用术后镇痛方式有硬膜外镇痛和静脉镇痛2种方式。医生会根据您的手术大小、手术方式、您的身体状况为您采用合适的术后镇痛治疗。

7. 带泵活动时，您要注意哪些注意事项？

为了防止导管脱出，可以在医务人员的指导下稳妥固定您的镇痛泵。起床活动前，应先取坐位片刻，在无头晕、恶心等不适感觉时方能缓慢下床。活动时应有家属搀扶或陪伴，防止跌倒等意外发生。

8. 您在使用镇痛泵的情况下，遇到何种情况需要联系医护人员呢？

（1）下肢有麻木感，进行性加重。

（2）下肢肌张力下降，进行性加重；或不能活动下肢。

（3）背部穿刺部位附近剧烈疼痛。

（4）手术部位剧烈疼痛，或疼痛有所加剧。

（5）反复加药的情况下，疼痛仍不能得到缓解。

（6）或有其他疑问可咨询医务人员。

五、您怎样对您的疼痛进行评估呢？

首先要学会使用疼痛评估的工具。

1. 视觉模拟评分法（Visual Analogue Scales, VAS）

一条长100 mm标尺，一端标示"无痛"，另一端标示"最剧烈的疼痛"，患者根据疼痛的强度标定相应的位置。

无痛   最剧烈的疼痛

2. 数字等级评定定量表（Numerical Rating Scale，NRS）

用0～10数字的刻度标示出不同程度的疼痛强度等级，"0"为无痛，"10"为最剧烈疼痛，"4"以下为轻度痛（疼痛不影响睡眠），"4～7"为中度痛，"7"以上为重度痛（疼痛导致不能睡眠或从睡眠中痛醒）。

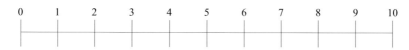

"0"代表无疼痛，"10"代表患者能够想象的最剧烈的疼痛，"5"代表中等程度的疼痛。

3. 语言等级评定量表（Verbal Rating Scale, VRS）

将描绘疼痛强度的词汇通过口述表达为无痛、轻度痛、中度痛、重度痛。

4. Wong-Baker面部表情量表（Wong-Baker Face Pain Rating Scale）

由6张从微笑或幸福直至流泪的不同表情的面部象形图组成。这种方法适用于交流困难者，如儿童、老年人、意识不清或不能用言语准确表达的患者，但易受情绪、环境等因素的影响（下图）。适用于认知功能正常的儿童及成人。

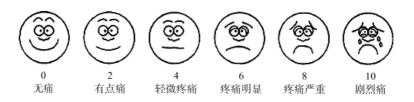

Wong-Baker脸谱疼痛评分

六、常见问题Q&A

问：使用镇痛泵会引起记忆力下降吗？

答：不会，因为镇痛泵只是短暂使用，而且麻醉药物会经过人体自身代谢而排出体外，所以并不会引起记忆力下降。

问：静脉镇痛和硬膜外镇痛效果哪个更好？

答：使用何种方式进行镇痛，会由我们的专业麻醉师根据患者的自身情况以及手术的程度来考虑，所以不必担心您的镇痛效果。

问：镇痛泵能使用多长时间？

答：一般来说，一个镇痛泵在正常使用情况下可维持48～72小时，但是如果您的按压次数频繁，也会相应地缩短镇痛时间，镇痛泵结束会有"滴滴"的提示音，所以不必担心。

问：若一个镇痛泵结束后仍感到疼痛，是否还需要续泵？

答：一般来说是，一个镇痛泵即可以缓解患者在术后24～72小时内的急性疼痛，并不需要再续泵。如果您仍觉得疼痛难忍，我们会根据您的疼痛评分，采用多模式联合进行镇痛（止痛药片或止痛针），必要时可请麻醉科来会诊。

问：如果镇痛效果不好，是否可以自行调节药量？

答：镇痛泵的药物剂量都是麻醉师根据您的自身情况和手术程度来设置的，同时机器设有密码，麻醉师会根据您的病情、生命体征和不适主诉等情况调整您的药物剂量。您可以通过按压镇痛泵手柄上的按钮，追加一次PCA剂量，适时、自主地解决疼痛的问题。

问：镇痛泵会改善睡眠吗？

答：镇痛泵可能会让人易入睡或者会有嗜睡的感觉，但它并不是安眠药，并不能改善您的睡眠，而良好的镇痛效果，则能有助于您改善睡眠质量。

急性术后疼痛是手术后恢复和出院延迟的一个重要原因，而且会增加切口感染以及呼吸道和心血管并发症的机会。如果未妥善处理，术后疼痛会影响患者生活质量，干扰日常活动，并导致身体残疾，增加发病率和病死率，加重地方卫生保健财政的负担。

希望通过这本健康教育手册，让您对术后急性疼痛及其危害能有所了解。

基于证据的预防术后恶心呕吐健康教育手册

恶心呕吐是术后常见的并发症，一旦发生，不仅引起感官上的不适，呕吐严重者还会影响伤口愈合，因此早期预防至关重要。围术期采取穴位按摩法能够有效改善术后恶心呕吐的发生。

1. 按摩部位

前臂掌横纹中点上两寸（4 ～ 5 cm）。

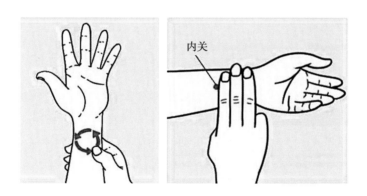

2. 按摩时间

明天开始，每次按摩4分钟，共7次。

☐ 术日晨6点

☐ 术日晨8点

☐ 术后返回病房

☐ 术后返回病房1小时

☐ 术后返回病房2小时

☐ 术后返回病房4小时

☐ 术后返回病房6小时

3. 按摩方式

用对侧拇指的指腹按摩（以顺时针和逆时针的方式，勿用指甲）。

（1）左侧穴位顺时针1分钟。

（2）右侧穴位顺时针1分钟。

（3）左侧穴位逆时针1分钟。

（4）右侧穴位逆时针1分钟。

4. 力度

适中力度，使穴位产生酸麻感、轻微痛感。

| 第八节 | **基于证据的术后早期活动健康教育手册** |

一、认识术后早期活动

1. 为什么要进行术后早期活动？

（1）有效改善血液循环，促进胃肠道及身体供氧，加速创口愈合。

（2）增强胃肠道蠕动，减轻消化道胀气、恶心等不适症状，促进肠道尽快排气排便。同时有效避免发热等术后感染的发生。

（3）适宜运动可以较大程度调理精神状态，与体质恢复彼此促进。

（4）增加肺活量，减少肺炎、肺不张等肺部并发症，预防下肢深静脉血栓形成。

2. 如何进行术后早期活动？

（1）术后清醒后，开始床上上下肢伸展运动，每日2～3次，每次10遍。

（2）术后2小时定时做深呼吸运动，有效咳嗽，排痰并协助拍背，每2小时翻身一次。

（3）术后第1天除有禁忌者，均鼓励下地床边活动。活动顺序为床上坐起，床边站立，扶床行走，离床行走，并逐渐过渡到室外活动。每日2～3次，每次10～15分钟。

（4）在早期进行活动锻炼时，每天写锻炼日记，内容有锻炼次数、时间、心情、恢复效果等。不能写日记的患者，由家属、陪护记录每天锻炼的情况。

3. 进行术后早期活动时应注意些什么？

（1）活动应循序渐进，少量多次。

（2）活动前需保证身上各类管道妥善固定，下床活动前由护士协助固定管道。

（3）活动时如果出现头晕、伤口疼痛等情况，应停止活动，休息片刻。休息后仍不能缓解，需告知护士及医生进行处理。

（4）活动时必须保证至少一人陪护。行走时注意穿防滑拖鞋，由护工或家属搀扶。

二、术后半卧位

1. 什么是半卧位？

将床头摇高，让患者上半身与床的水平面成30°～40°，双下肢用枕头垫在膝下或摇高床尾，增加舒适感防止下滑，放平时应先放平下肢，再放平床头。

2. 为什么要半卧位？

半卧位有利于血液循环；有利于促进呼吸循环功能的恢复，有利于呼吸，改善术后全身缺氧情况；有利于减轻腹部张力，减少伤口处疼痛，利于伤口愈合，增加舒适感；有利于使腹部渗出液流注盆腔，有利于伤口引流，降低感染的发生。

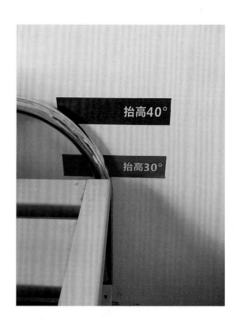

3. 什么时候可以半卧位？

术后血压平稳后即可改为半卧位，一般为术后2～4小时可摇高至30°，4小时后可以摇高到40°以上，以无不适为宜。

4. 怎样取有效半卧位？

床头墙壁上贴有抬高角度的标志线，可根据患者需要和舒适度将床头摇高至标志线处。每次摇完床后请及时收起床尾的摇床杆，以免造成伤害。

三、下肢活动操

术后患者无力进行下肢活动，可由家属协助进行以下3个运动。

1. 双足被动屈伸活动

家属或其他照护者一手握住患者脚后跟，另一手握住患者的脚背部，先向下按，再往上抬。每分钟15～20次，双脚交替进行，持续5分钟。

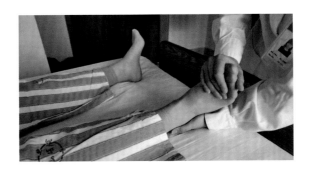

治疗者一手握住患者的足后跟，另一手握住患者的足背部，做环转运动，逆时针和顺时针交替进行，每分钟15～20次，双足交替进行，持续5分钟。

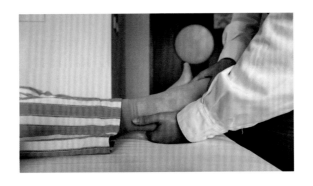

治疗者一手托住患者足后跟，另一手从下向上挤压小腿两侧肌肉，每分钟15～20次，双侧交替进行，持续5分钟。

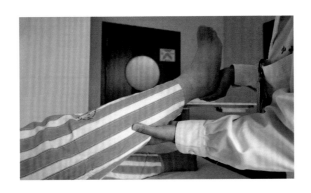

以上3节被动活动，每日由患者家属协助患者做2～3次。

如果术后患者可以主动进行下肢活动，可以进行以下5个运动。

1. 双足主动屈伸运动

患者主动进行踝关节跖屈、背伸运动，每分钟15～20次，持续3～5分钟。

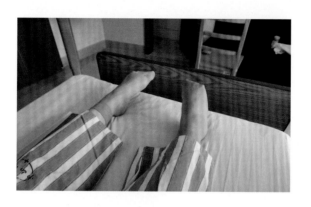

2. 双足主动旋转运动

患者主动进行踝关节旋转运动，逆时针顺时针交替进行，每分钟15～20次，持续3～5分钟。

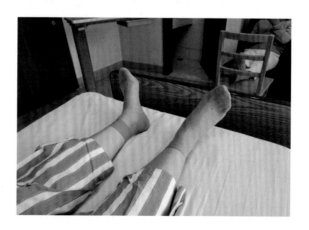

3. 足跟滑动

患者平卧于床，足后跟贴紧床面，做屈膝足跟滑动运动，双下肢交替进行，每分钟15～20次，持续3～5分钟。

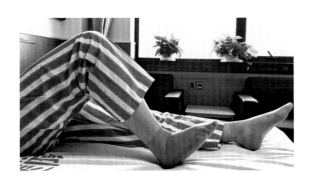

4. 下肢直腿抬高

患者平卧于床，两腿伸直，交替抬腿，动作缓慢，并保持下肢伸直。抬高腿时，可适当停留数秒，两腿交替进行，持续3～5分钟。

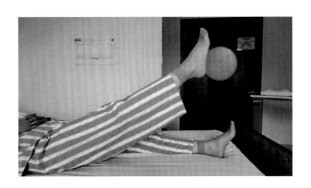

5. 股四头肌等长收缩

准备一块毛巾，卷起，患者取仰卧位，将毛巾卷垫在患者膝下，使患者的足跟贴近床面，膝关节用力向下压毛巾卷，嘱患者保持5～10秒，然后放松5秒左右，如此进行15～20次，再换另一边。

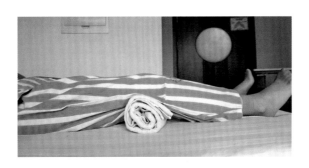

以上5个动作，每日进行2～3次。

6. 座位下肢训练

患者坐于床边，双下肢自然下垂，晃动1分钟。然后进行踝关节屈伸运动，每分钟15～20次，持续3～5分钟，每日进行2～3次。

7. 注意

● 下肢静脉血栓已经形成的患者，不适宜此套运动。

● 以上动作在进行时，强度不宜过大，动作不宜太快，以患者耐受度为主，心肺功能不全者应适当减少运动量。

● 老年患者及新功能不全患者进行下肢运动时，需有家属陪同。

四、下床活动引流管固定方法

1. 引流袋固定应低于引流管平面

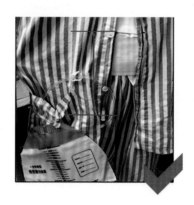

2. 妥善固定，行走时注意引流管保持通畅，不要扭曲、折叠

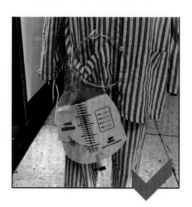

3. 引流袋固定不能过高，防止引流液逆流

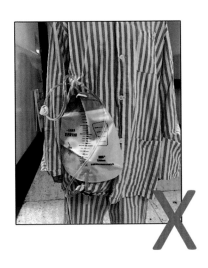

4. 引流袋固定不能过低，以免行走时导管牵拉脱出

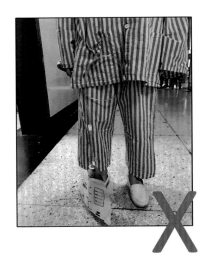

五、早期活动小贴士

1. 第一次下床活动时请先坐于床边，双腿自然下垂，逐步过渡到床旁站立。若无头晕，恶心等不适症状，可开始进行行走。

2. 请注意妥善固定各引流管，第一次下床活动时，由护士指导固定管道

方法。

3. 下床活动时请穿防滑拖鞋，并由家属或护理人员协助搀扶行走。

4. 您可以使用手机、计步器或病区内地面标识来知晓每日活动量。

5. 将活动内容记录于患者活动日志。

6. 每日记录行走步数，做一个与自己"赛跑"的人。

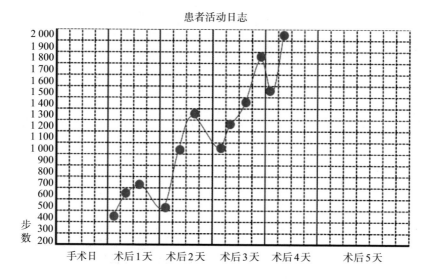

7. 当出现以下情况，请立即中止活动

（1）头晕。

（2）氧饱和度低于90%。

（3）心率增快。

（4）血压下降。

（5）剧烈的伤口疼痛。

术后早期活动是加速快速康复中重要的一个组成部分。腹部手术后早期活动对于预防术后并发症如心血管不稳定、血栓栓塞并发症、分解代谢和肺部发病率至关重要。

希望通过这本健康教育手册，让您对术后早期活动的意义及方法能有所了解。

本章所有健康教育资料由复旦大学附属中山医院提供